이 그림책을 읽는 여러분에게

"아기는 어떻게 엄마 뱃속으로 왔어?"

막내딸을 임신했을 때 당시 여덟 살이던 큰아들의 질문을 계기로 저는 성교육에 대해 탐구하기 시작했습니다.

부모로서 아이에게 어떤 말로 알려주면 좋을까? 조사하면 할수록 어릴 때부터 가정에서의 성교육에 대한 중요성을 깨닫게 되었습니다.

아이가 자신이나 상대방에게 무엇이 중요한지 정확히 판단할 수 있는 힘을 기르기 위해서 부모는 무엇을 할 수 있을까? 다른 부모님들과 함께 생각해보고 싶은 마음에서 영유아 보호자를 위한 성교육 강좌를 열었습니다. 이 그림책은 이 강좌에서 만난 부모님들의 생각이나 저와 제 아이들의 실제 에피소드를 토대로 만들었습니다.

생리는 '생명'을 연결해 가기 위한 소중한 현상입니다. 단순히 '일정한 나이가 되면 약 한 달에 한 번 출혈하는 것'이 아닙니다. 이 그림책에는 생리의 구조뿐만 아니라 알려줘야 할 중요한 내용을 한가득 담았습니다.

그림책 스토리를 첫 페이지부터 순서대로 읽어도 되고, 자녀의 취미와 이해도, 엄마가 특히 알려주고 싶은 부분에 맞춰서 읽는 페이지 순서를 자유롭게 바꿔도 상관없습니다. 부모님 본인의 이야기를 더해서 자녀와 깊은 대화를 나눈다면 더욱 기쁠 것입니다.

부모가 자녀에게 알려주는 성에 관한 이야기는 분명히 아이의 '몸과 마음의 수호신'이 될 것이라고 믿습니다. 부디 이 그림책이 수많은 가정에 전해져서 아이의 성별과 상관없이 부모와 자녀가 함께 대화하는 계기가 되기를 바랍니다.

생리와 생명에 관한 이야기

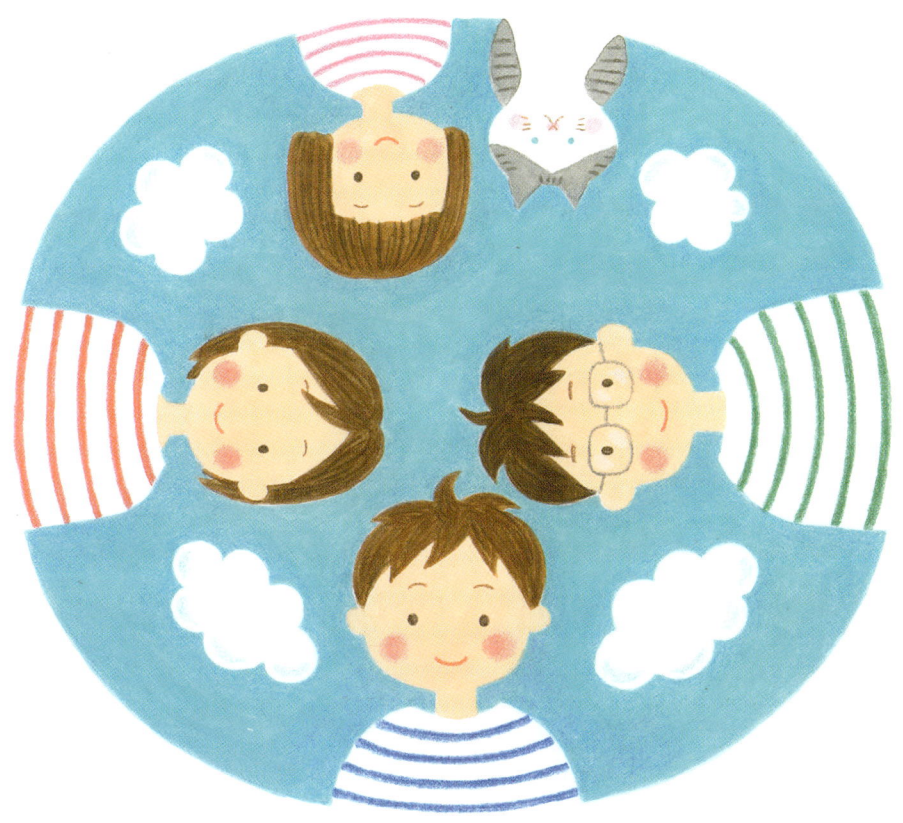

안녕. 난 초등학교 3학년인 다로야.
아빠랑 엄마, 여동생 하나와 함께 살고 있어.

생각의집

어느 날 다로는 엄마와 함께 목욕을 하다가
문득 깨달았어요.

"어라? 엄마, 피가 나와!"
"엄마, 다쳤어? 병 걸린 거야?"

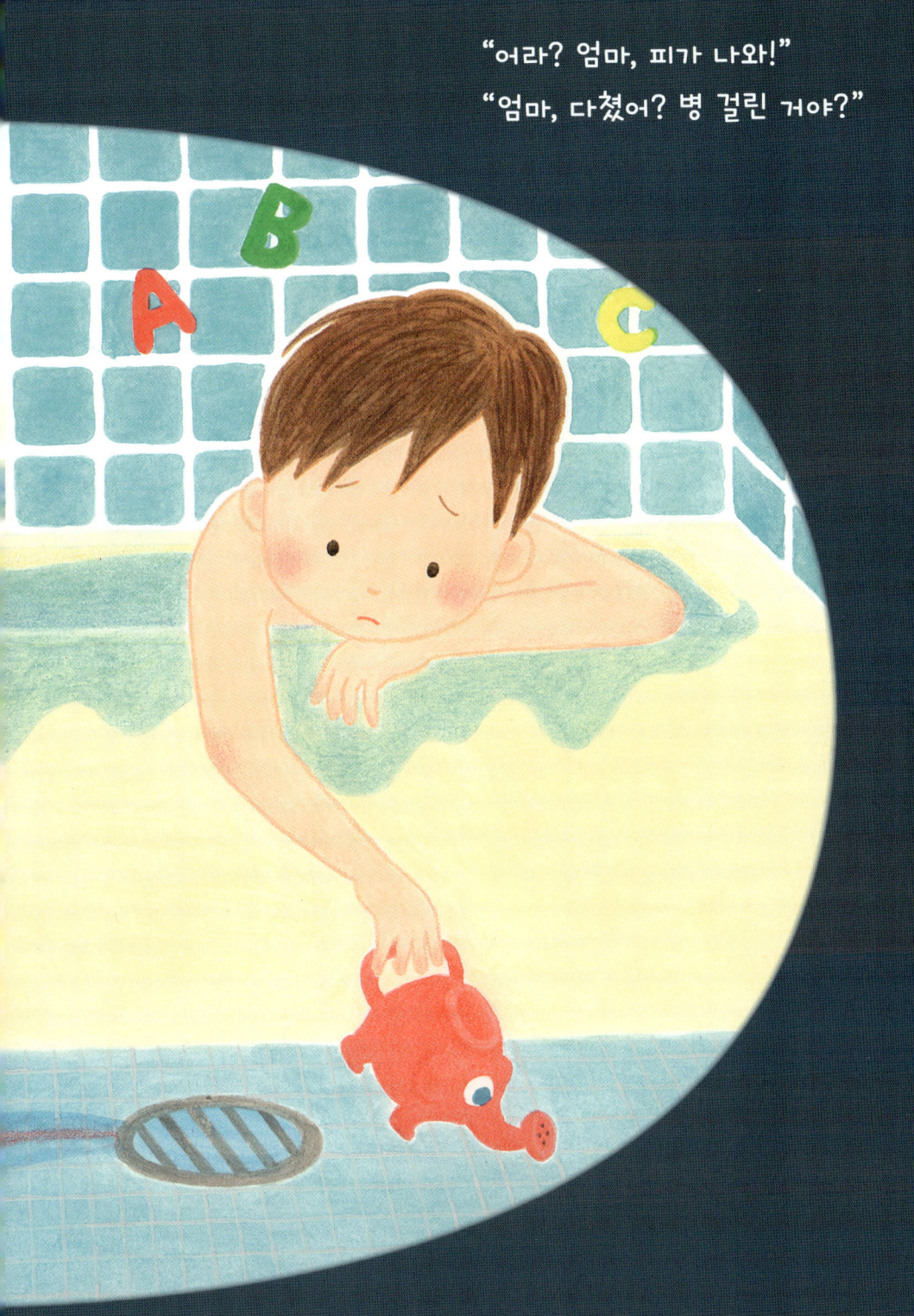

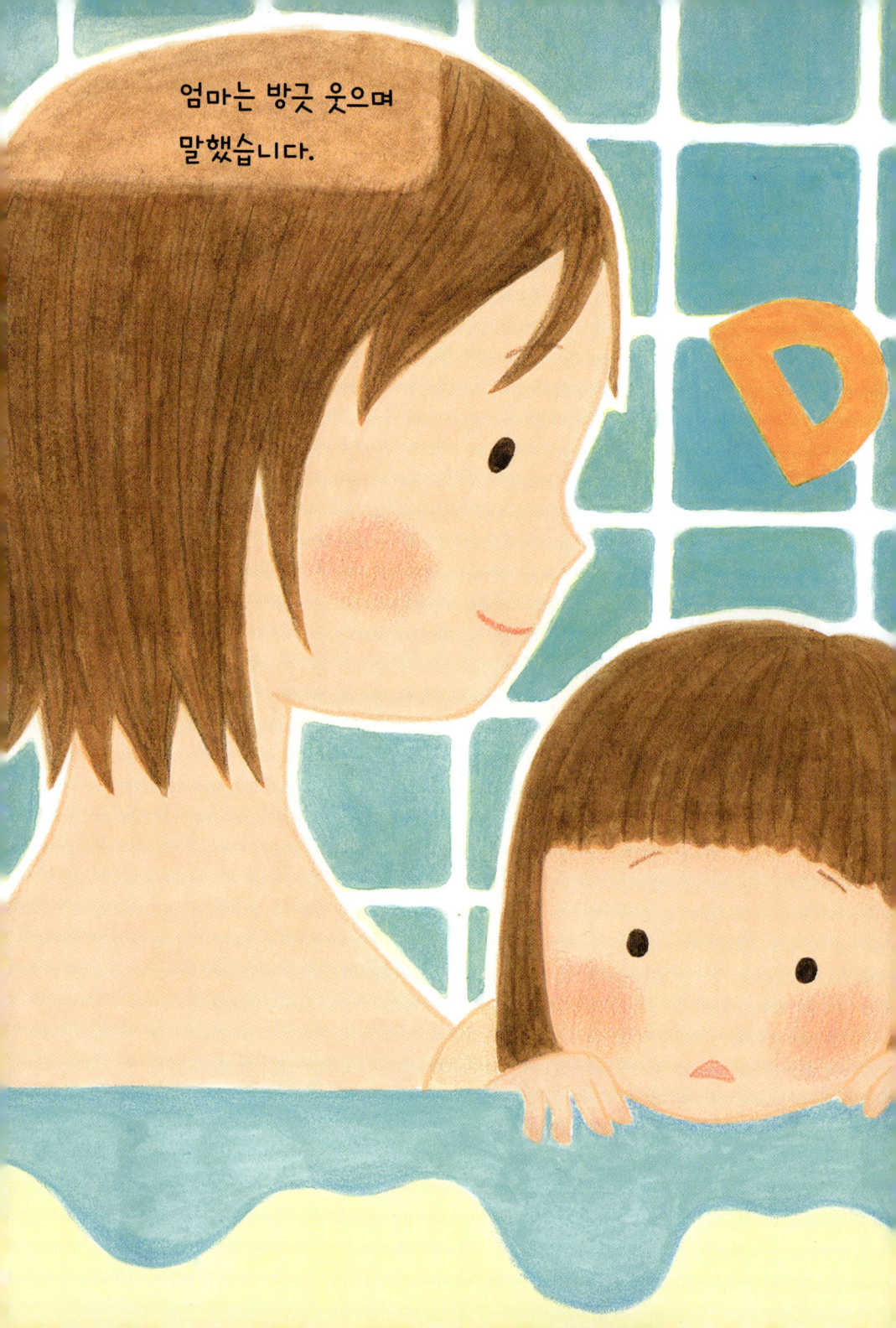

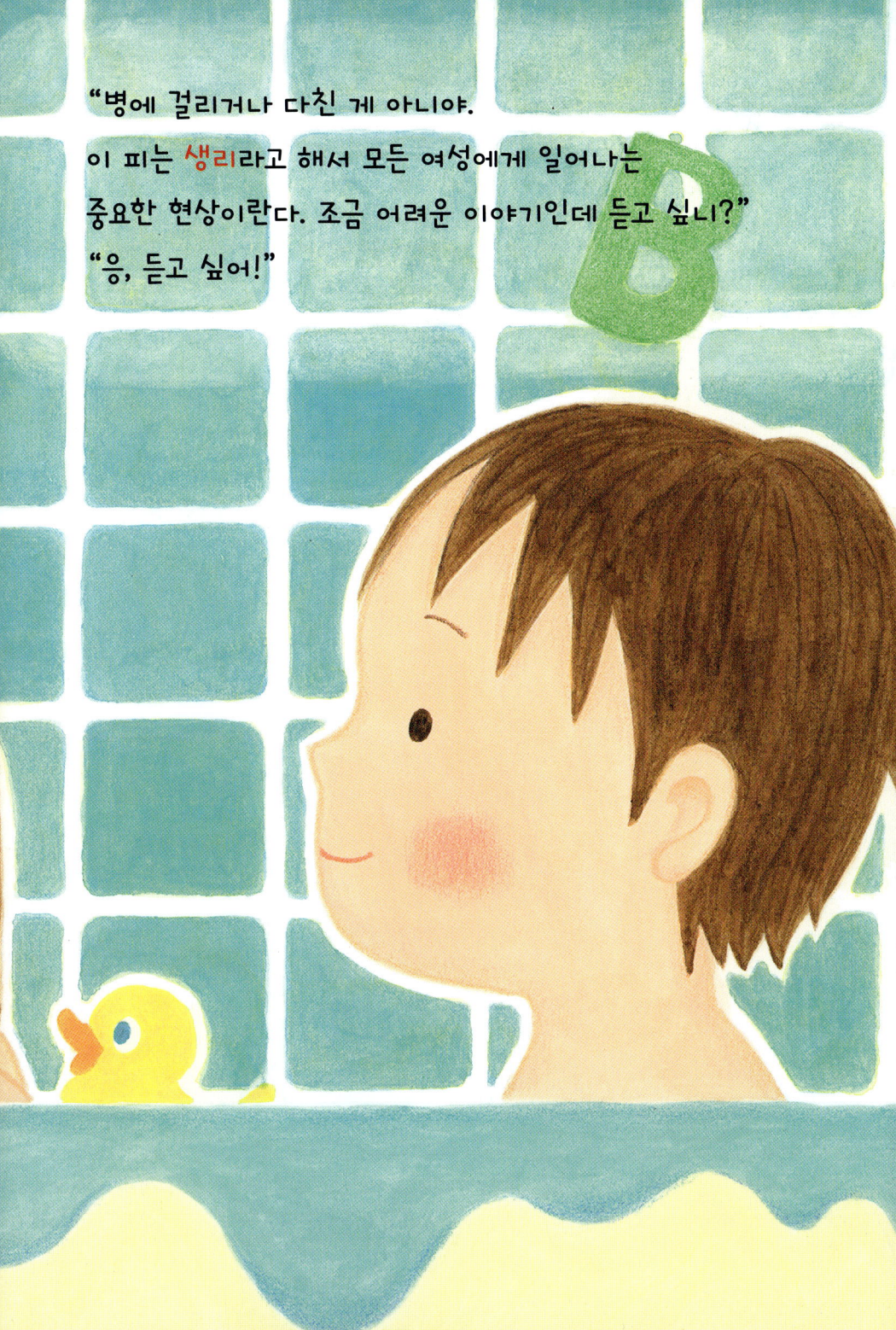
"병에 걸리거나 다친 게 아니야.
이 피는 생리라고 해서 모든 여성에게 일어나는
중요한 현상이란다. 조금 어려운 이야기인데 듣고 싶니?"
"응, 듣고 싶어!"

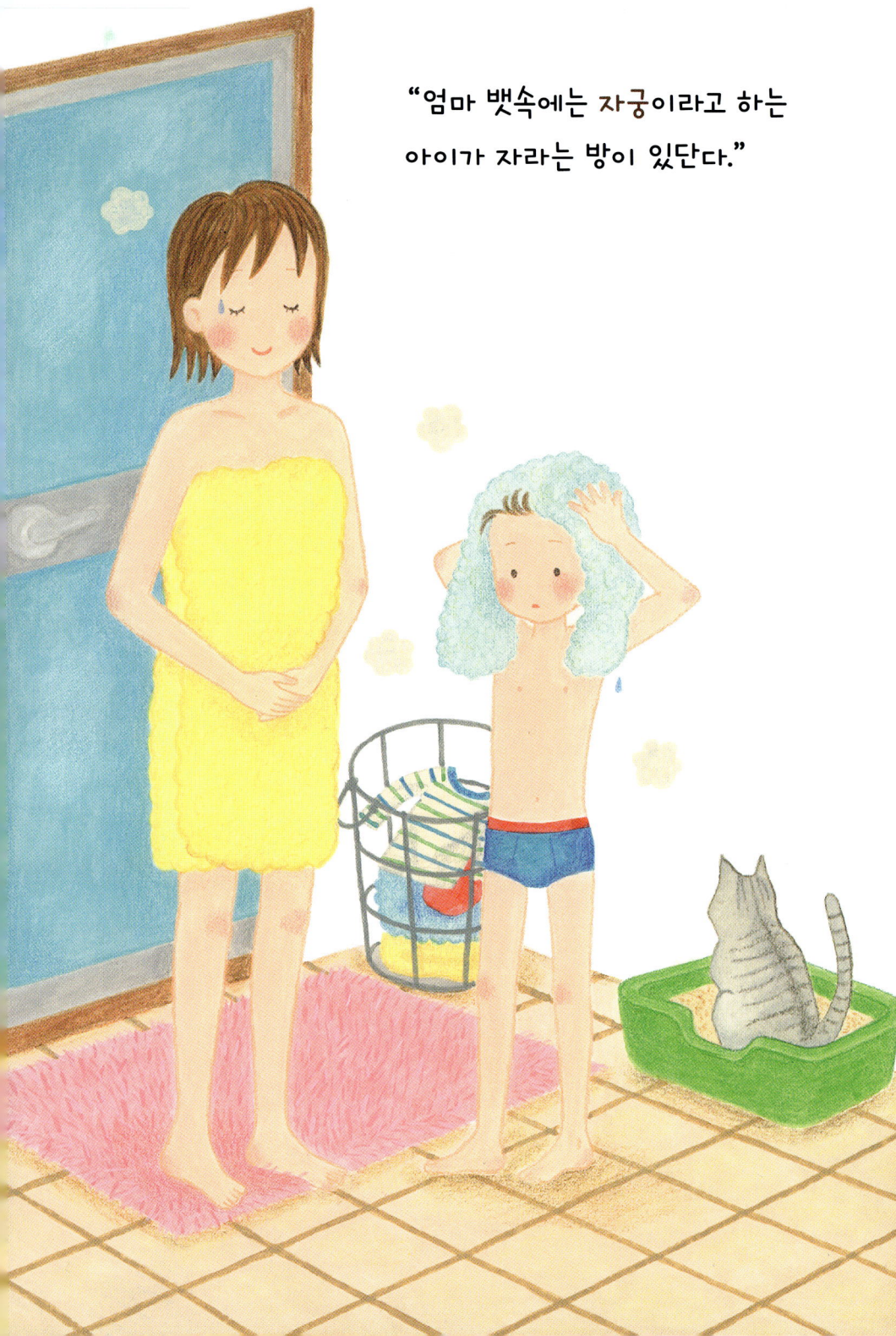

"엄마 뱃속에는 자궁이라고 하는 아이가 자라는 방이 있단다."

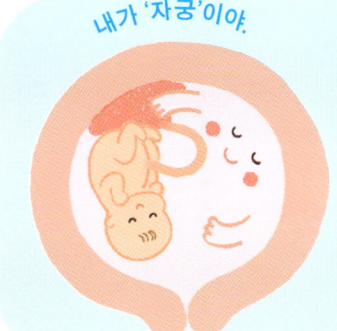

자궁은 엄마 뱃속에 있는 아기를 키우기 위한 주머니야.

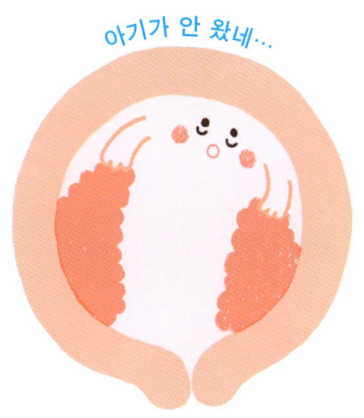

"아기 키울 침대를 준비했는데…"

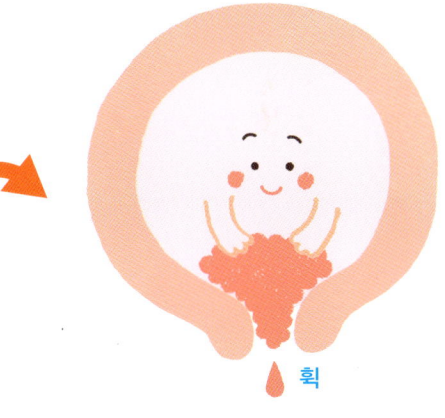

"아기가 안 오면 그 침대를 부셔서 피와 함께 몸 밖으로 내보는 거야. 이 과정을 생리라고 하는데 여성에게 매달 일어나는 일이란다."

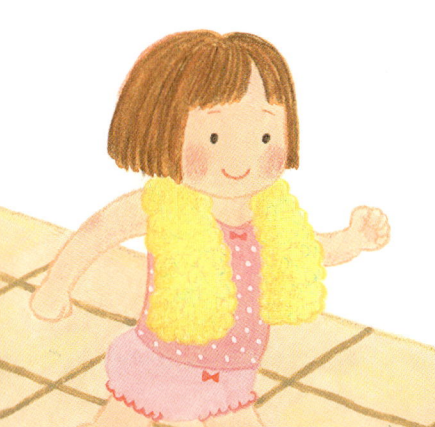

"하나도 해?"

"하나는 아직 생리를 하지 않아.
좀 더 자라서 아기를 낳을 수 있는
몸이 준비된 후에 시작하지."

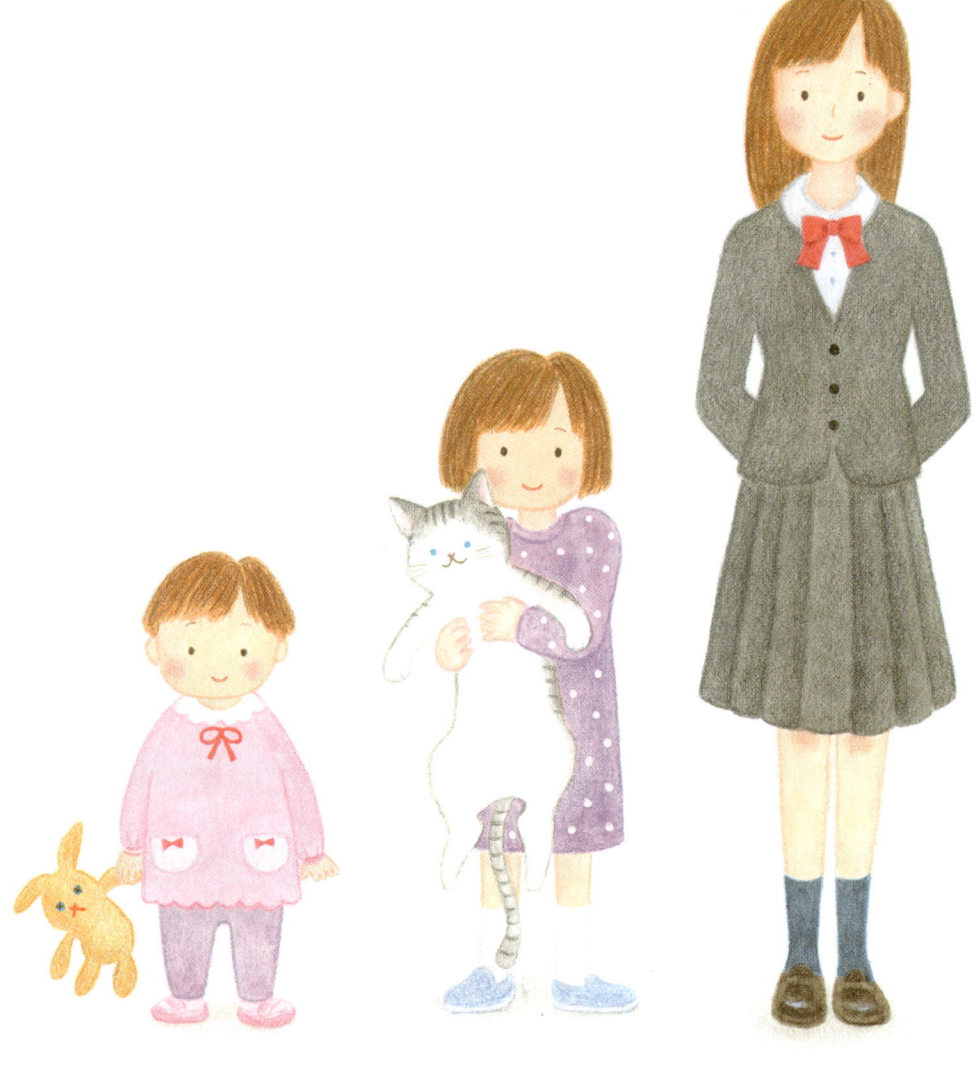

"다로의 나이 정도부터
남자아이와 여자아이의 몸이
점점 어른이 될 준비를 해 나간단다."

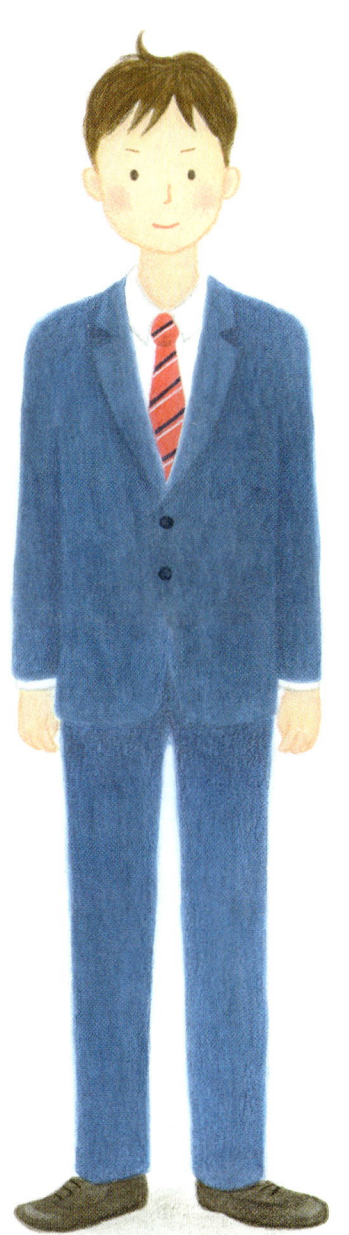
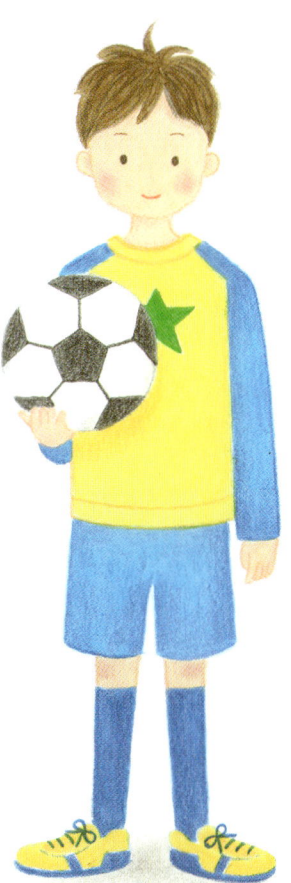
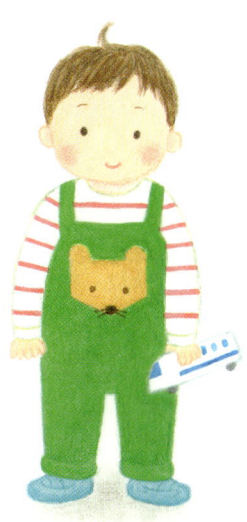

"그 피는 엉덩이에서 나와?"

"피는 질구라고 하는 구멍에서 나오는 거야.
소변과 대변이 나오는 구멍 사이에 있어.
아기도 여기로 나와.
다로랑 하나도 엄마의 이 구멍을 통해서 태어났어."

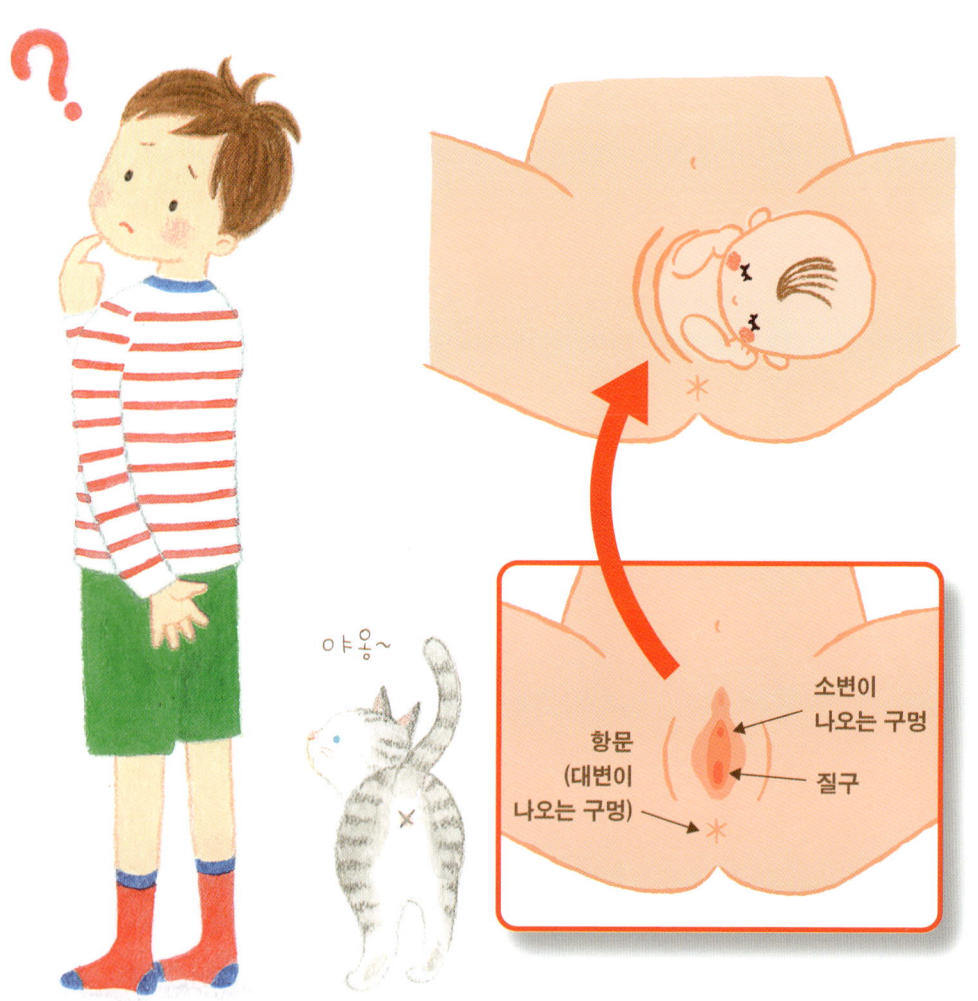

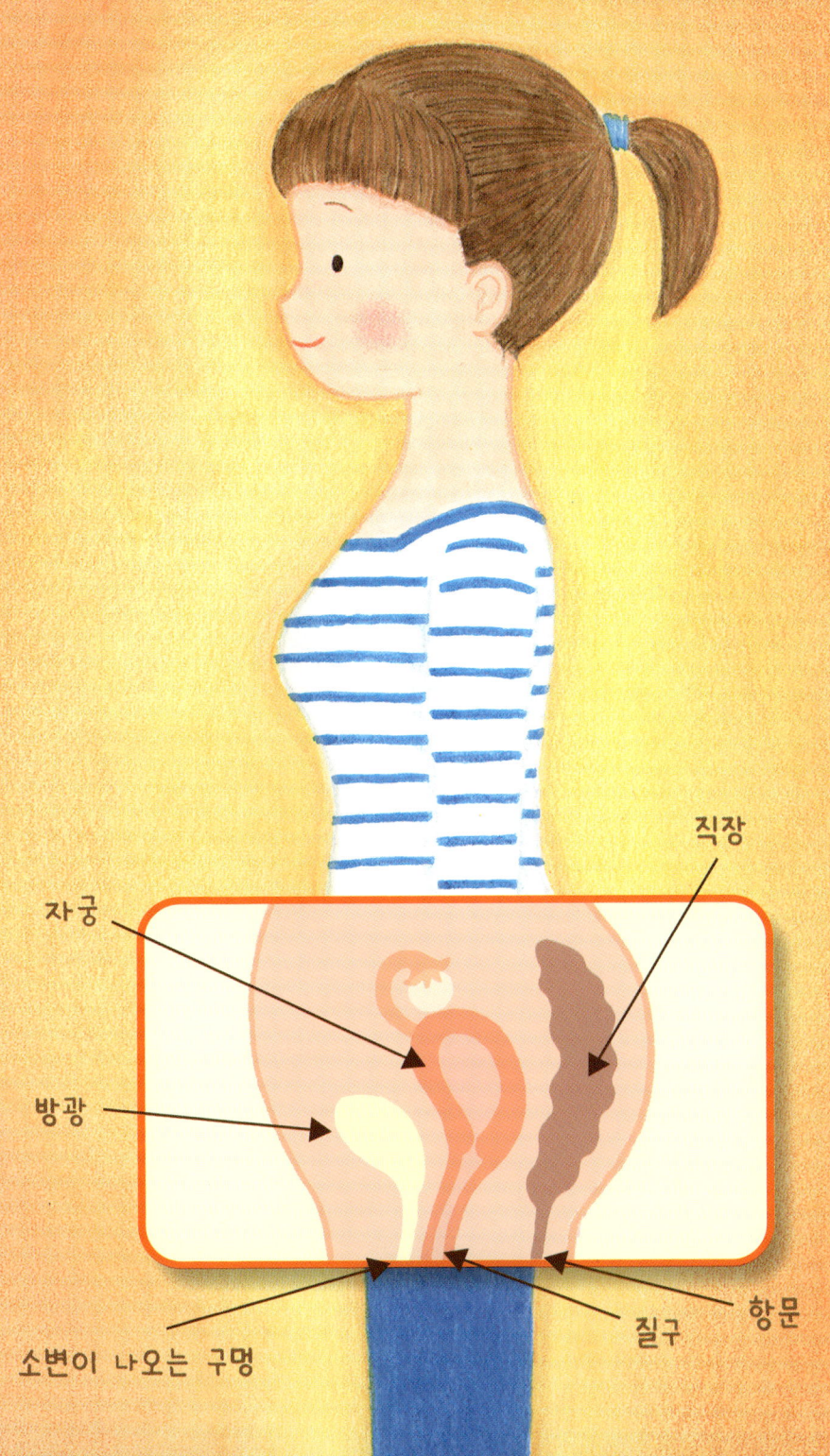

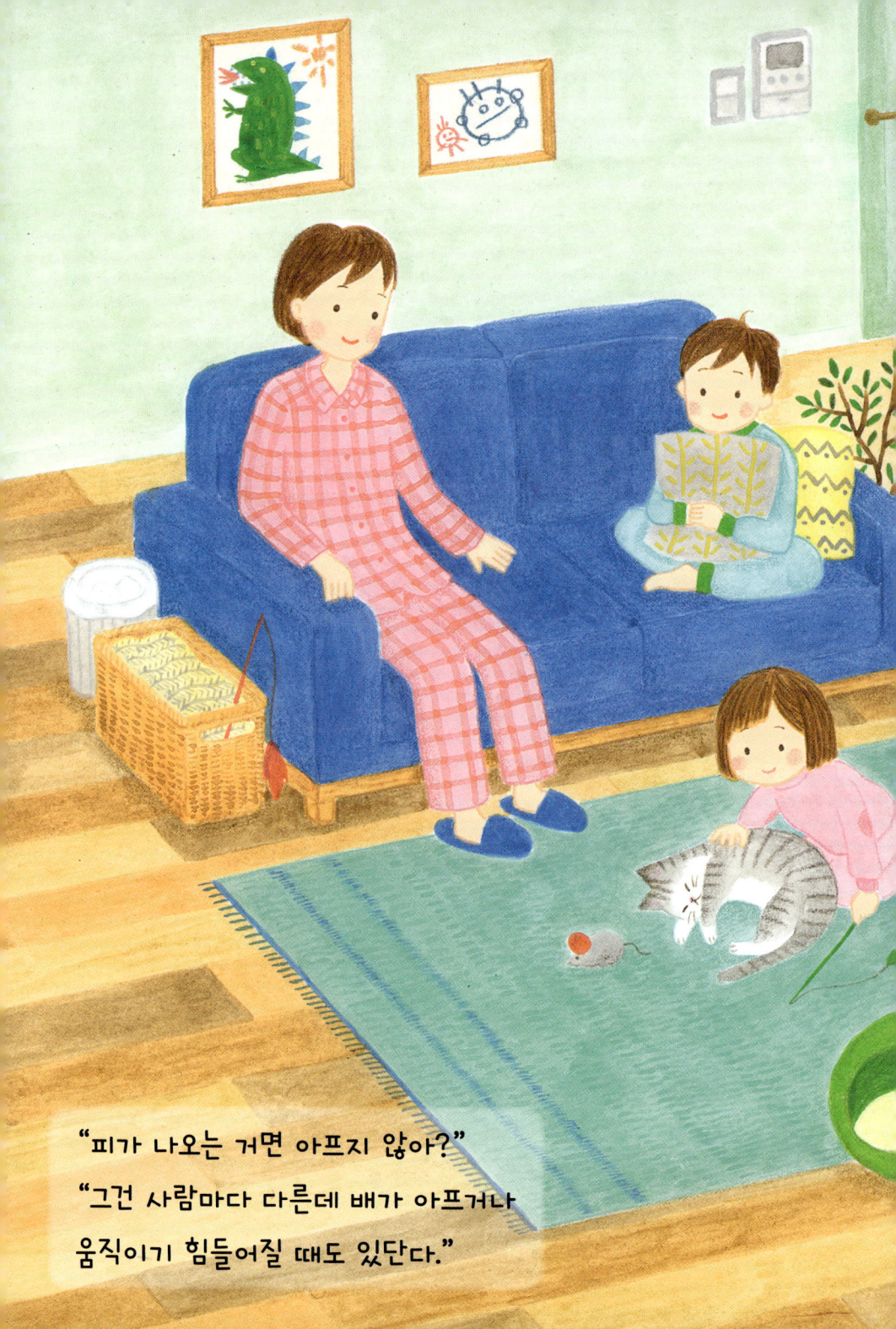

"피가 나오는 거면 아프지 않아?"
"그건 사람마다 다른데 배가 아프거나
움직이기 힘들어질 때도 있단다."

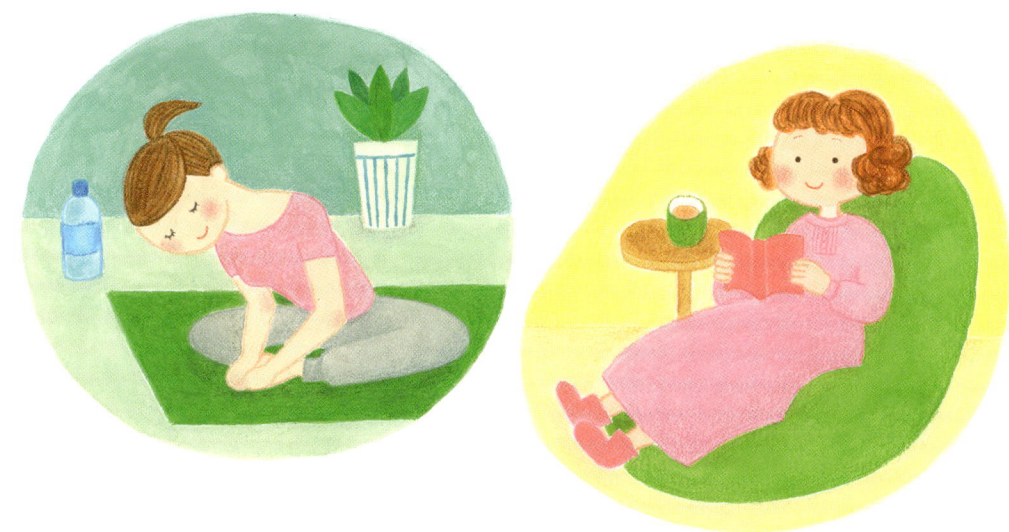

"하지만 그럴 때는 몸을 움직이거나 음악을 듣거나
책을 읽는 등 좋아하는 일을 하면 돼."

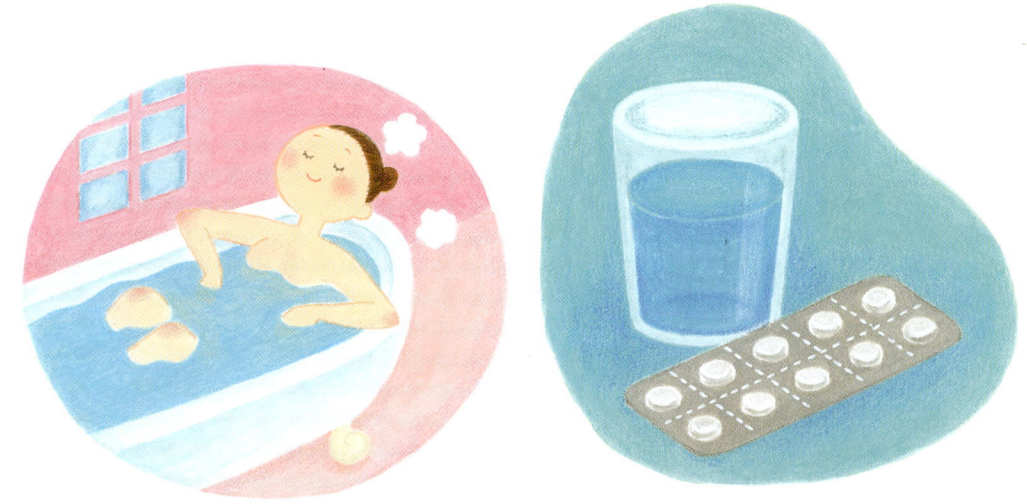

"몸을 따뜻하게 하면 편해질 수도 있고
통증을 줄여주는 약도 있어서 힘들땐 도움을 받아도 돼."

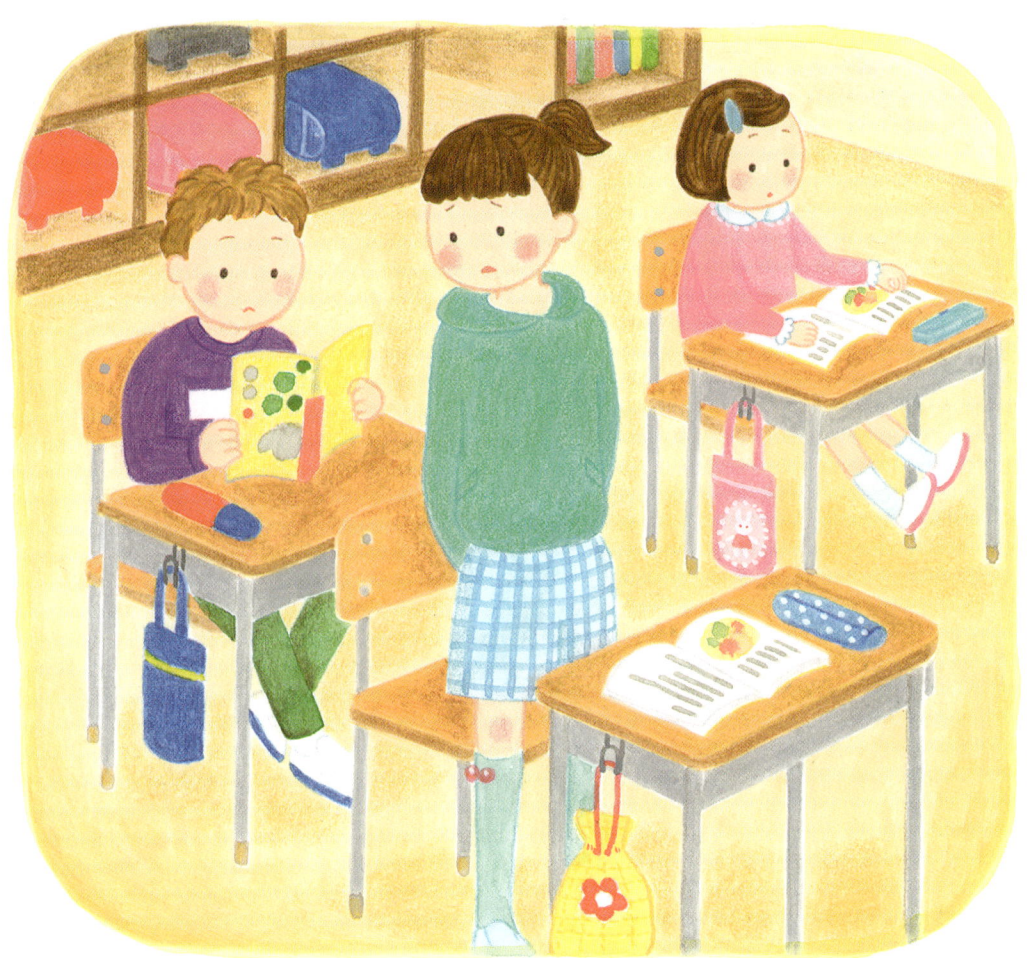

"그런데 피가 나오면 팬티가 젖잖아!"
"그때는 생리대라고 해서 피를 흡수해주는 제품을
사용하는 경우가 많단다.
그걸 하루에 여러 번 갈아주는 거야."

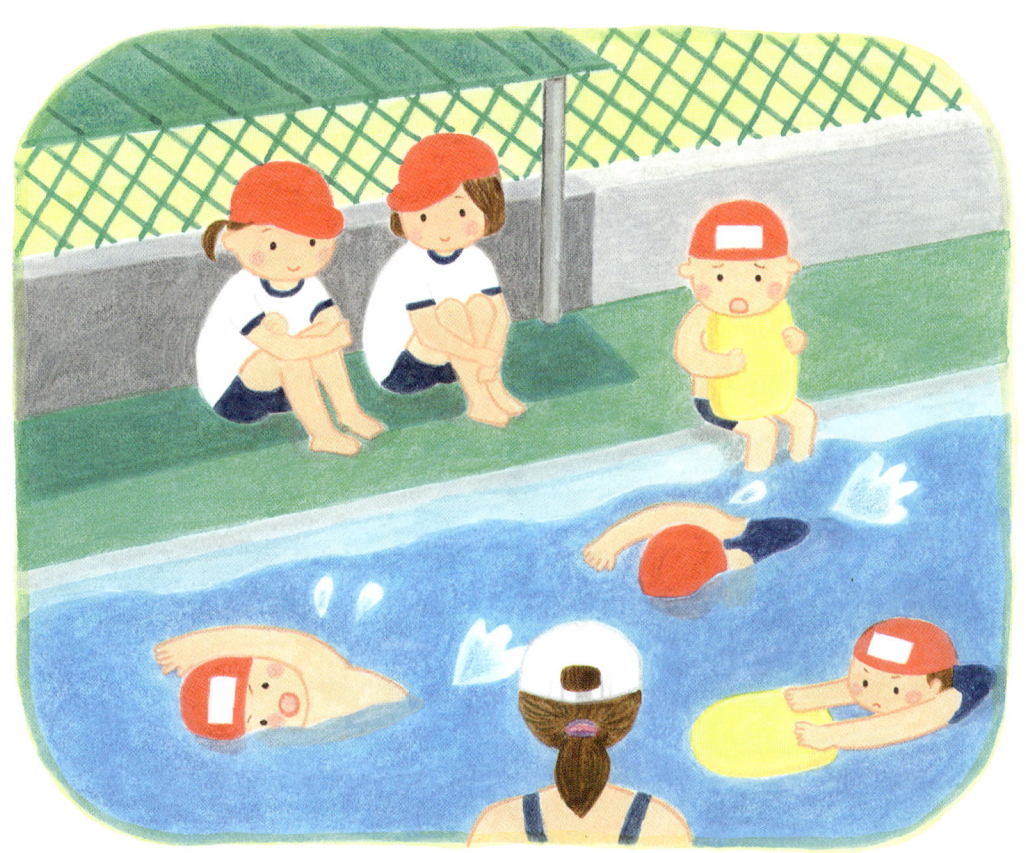

"처음에는 적응이 안 돼서 옷을 버리기도 하고 체육이나 수영 시간에 견학하는 여자아이들이 있을지도 몰라…. 그럴 때는 놀리지 말고 존중해 주렴."

하나가 생리를 할 때 놀리는 녀석이 있으면 혼내줄 거야!

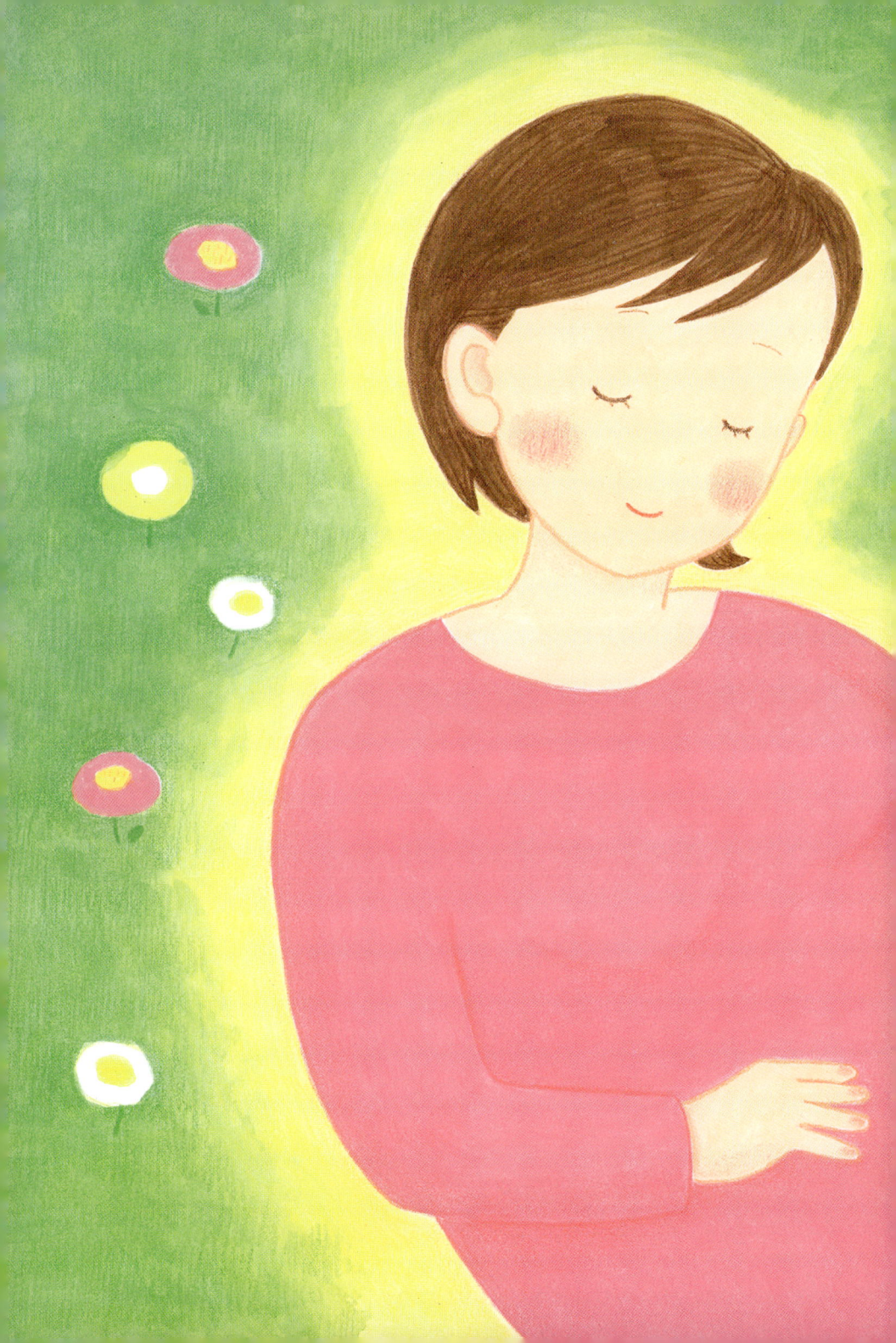

"만약에 놀리는 아이가 있으면
'우리 모두 엄마가 생리를 했기 때문에 태어났어.
생리는 생명을 연결하는 중요한 현상이야'라고 알려줘.
그 사실을 모두가 확실히 이해하면
반드시 서로 배려해주는 사회가 될 거야."

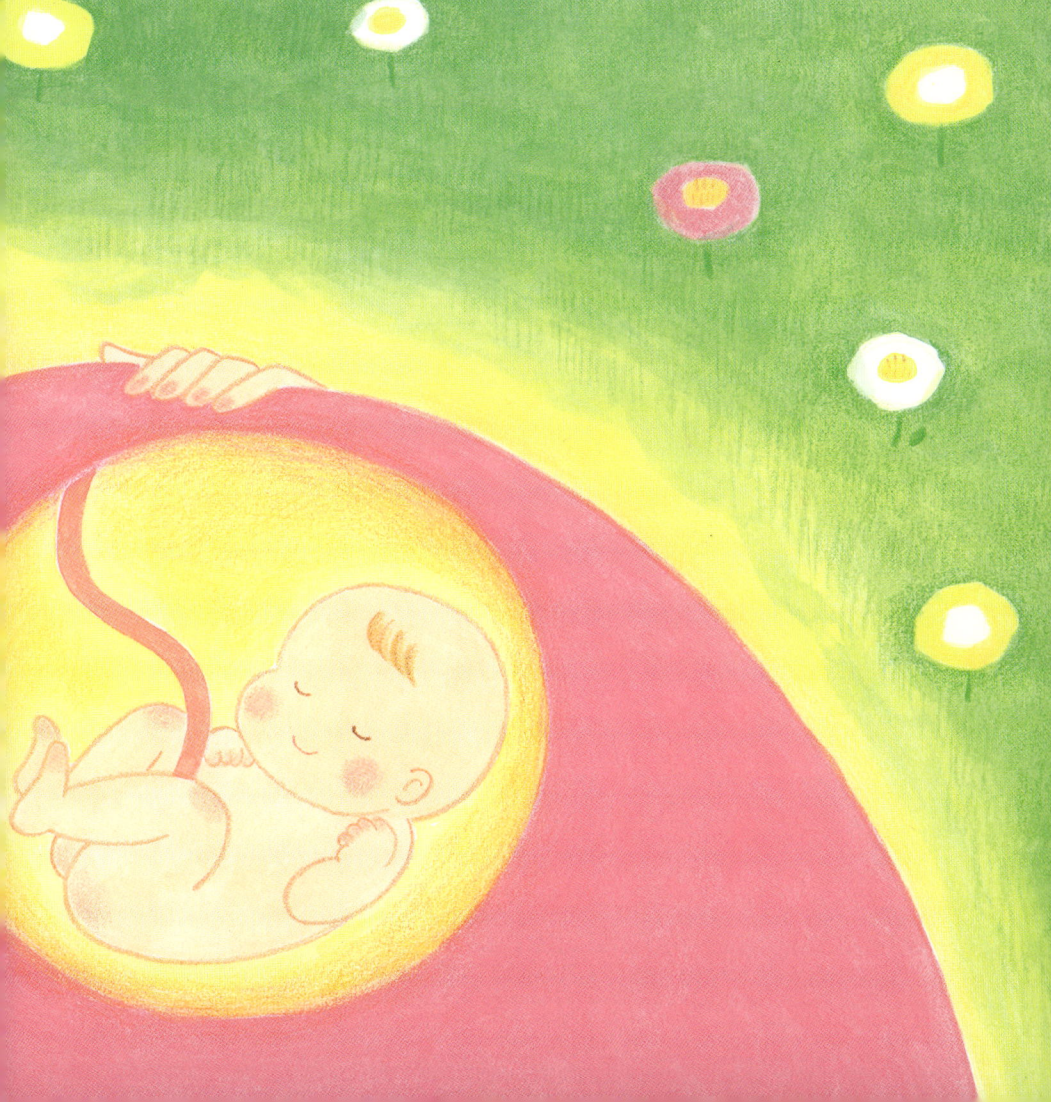

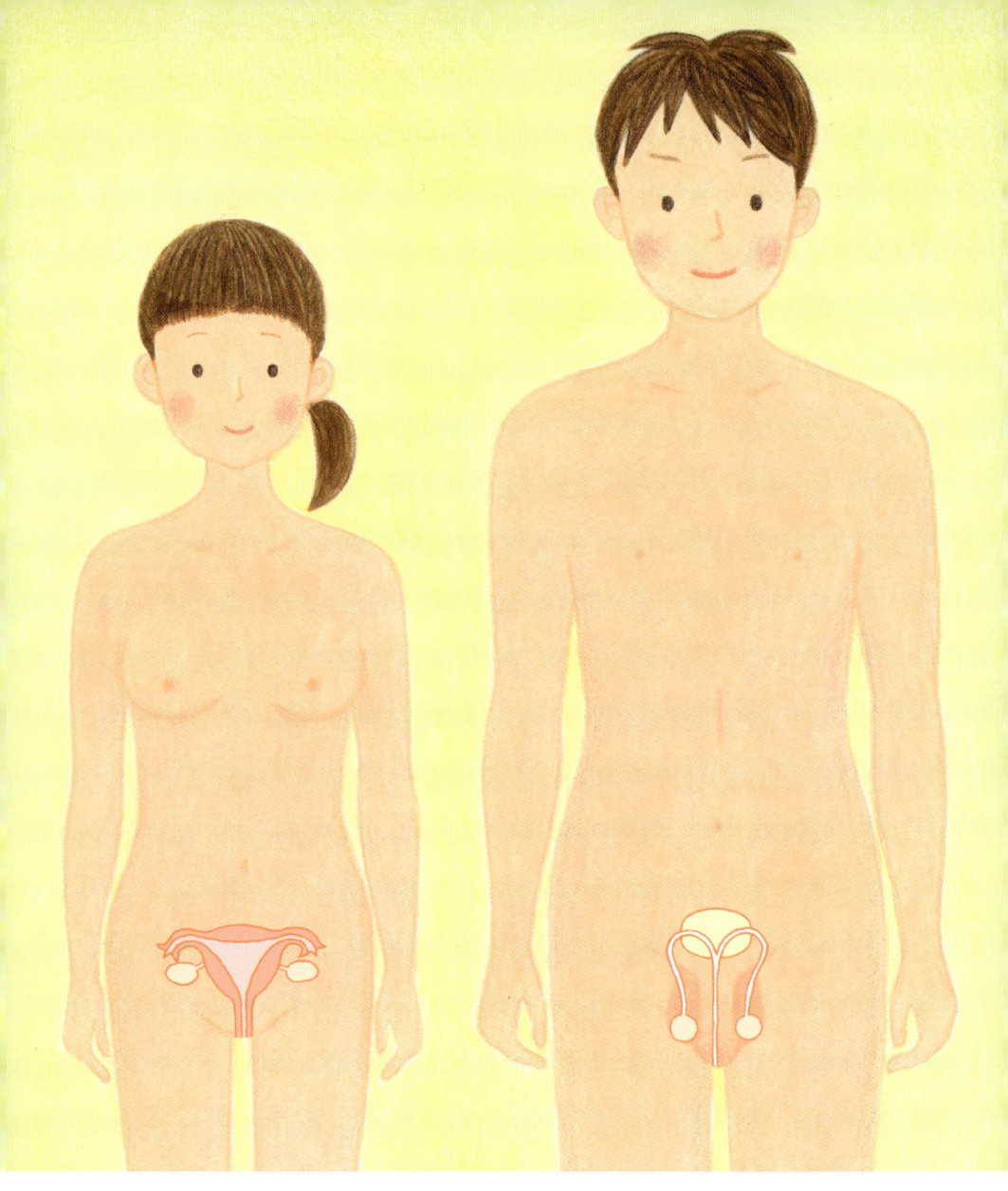

"근데 아기는 어떻게 해서 엄마 뱃속으로 오는 거야?"
"아주 중요한 질문이야."

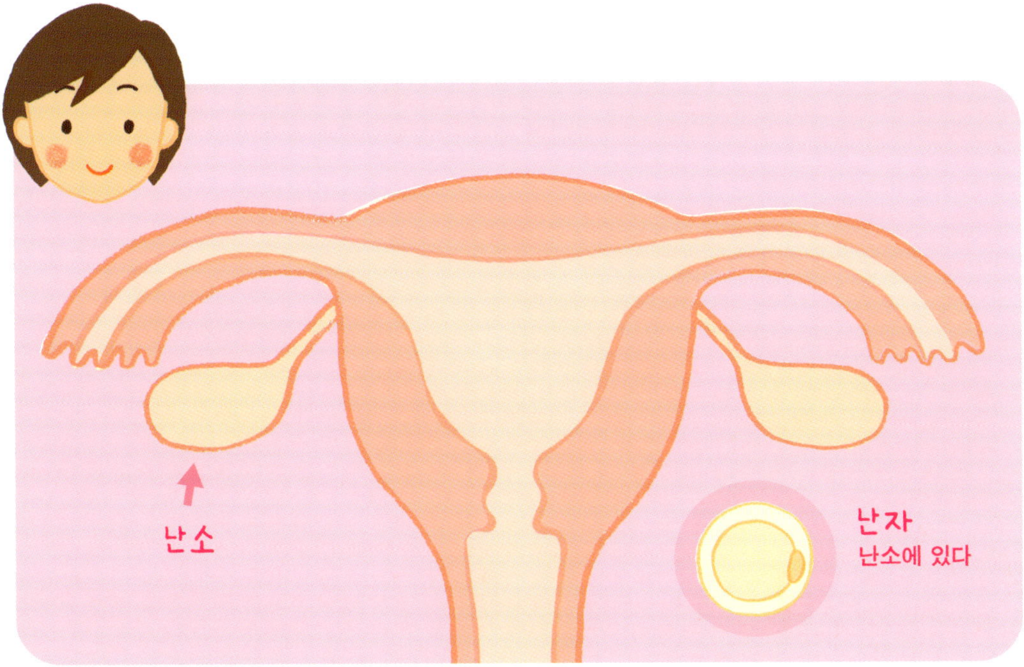

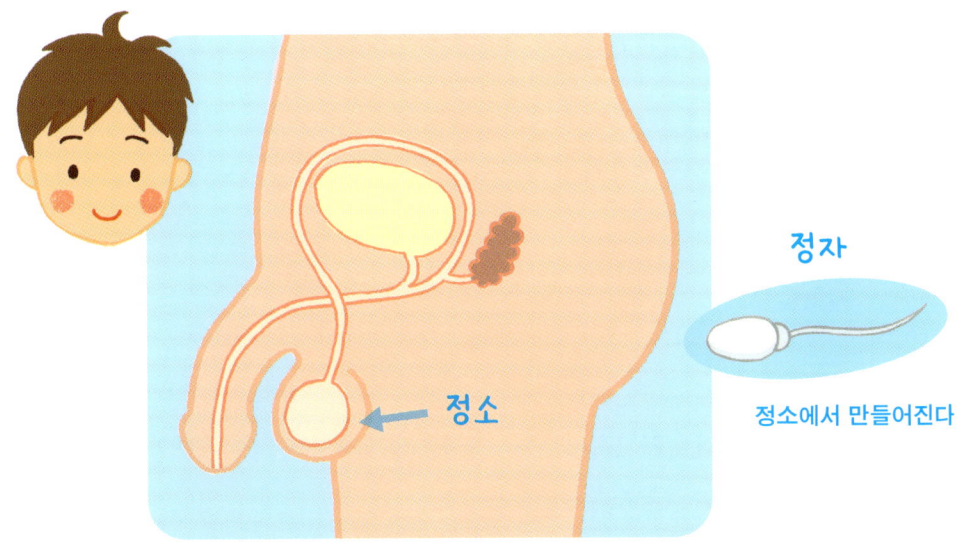

"여성에게는 난자라고 하는 작은 알이 있어.

남성은 정자라고 하는 생명의 근원이 되는
세포를 잔뜩 만들고 있지."

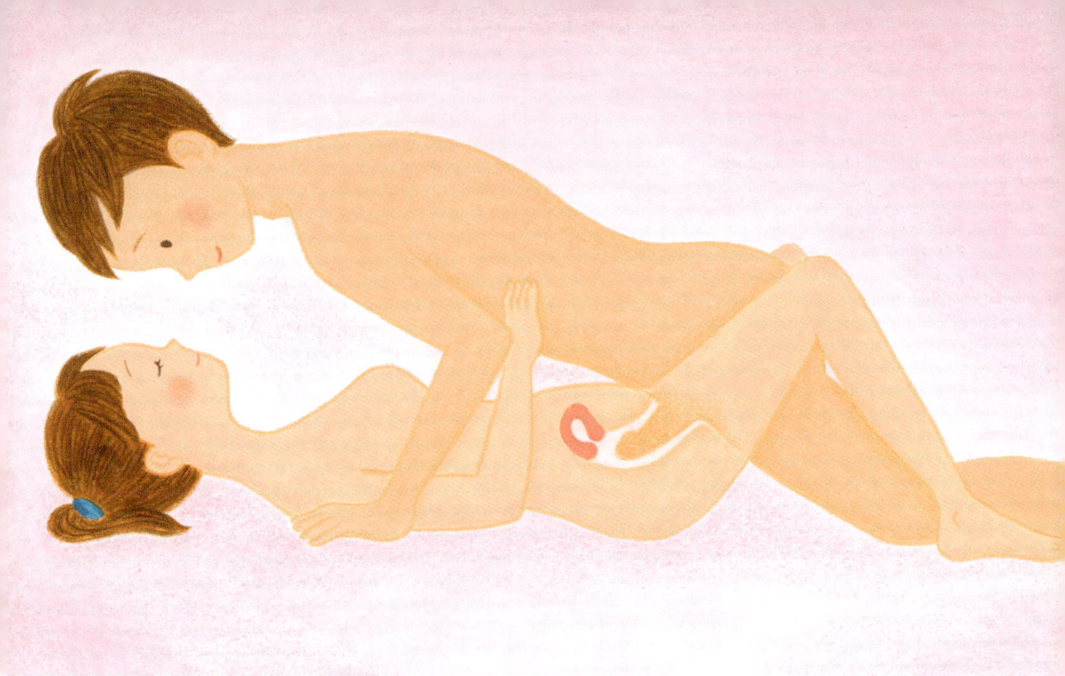

"그리고 남성의 성기를 여성의 질구에 넣어서
정자를 난소가 있는 곳에 보낸단다.
이걸 섹스라고 해."

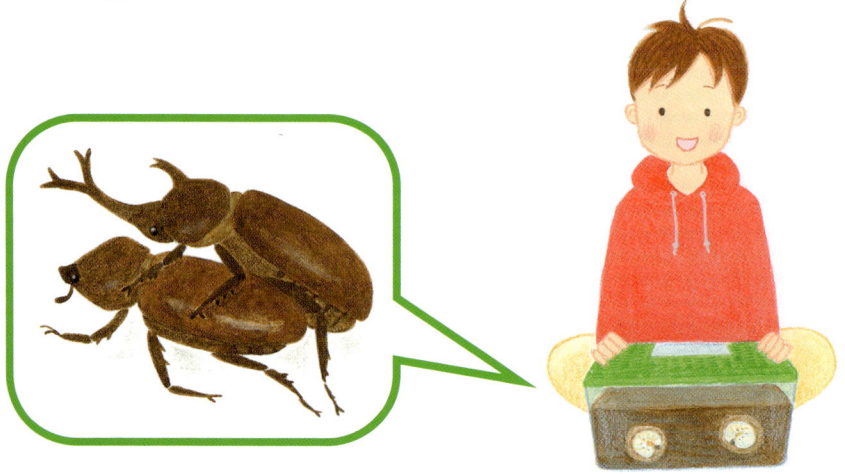

"앗, 나 알아. 동물의 교미 말하는 거지?"
"맞아!"

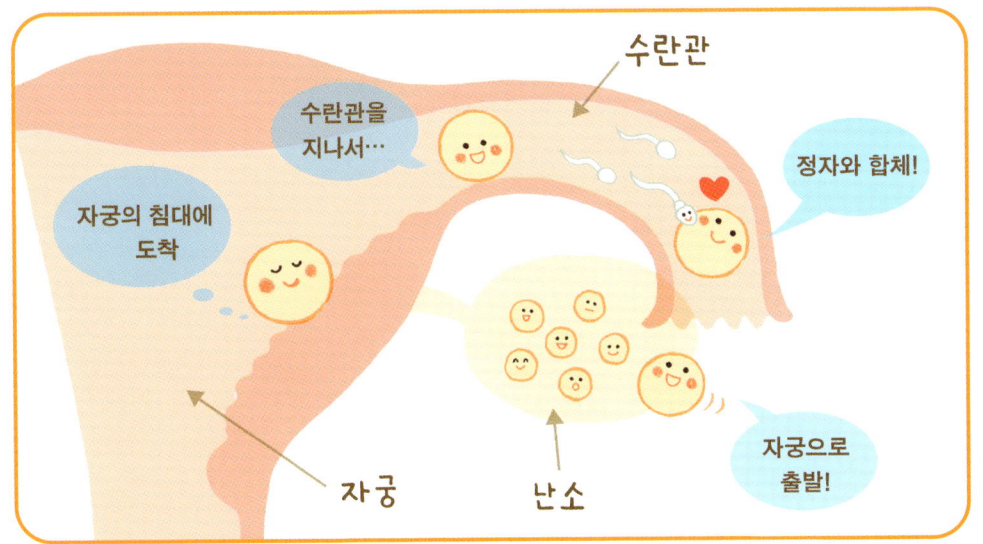

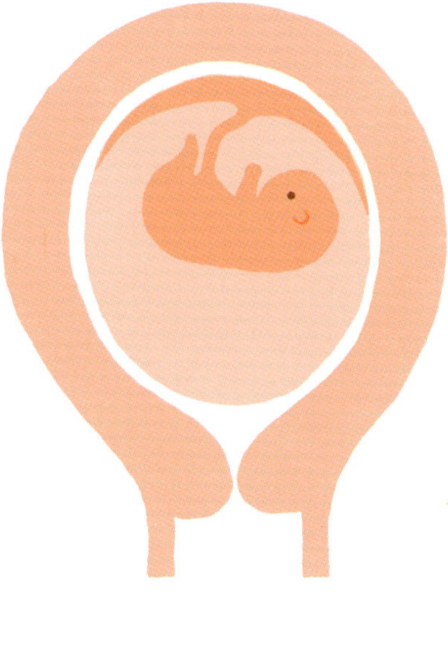

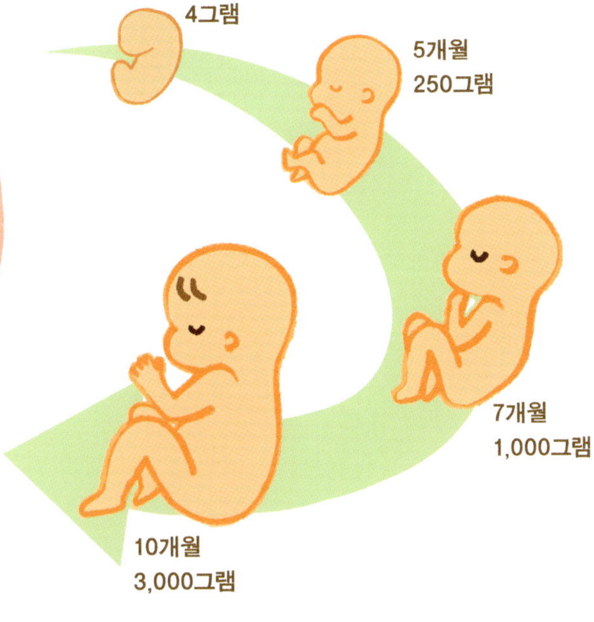

"여성의 뱃속에서 난자와 정자가 합체하면
자궁이라고 하는 방의 따뜻한 침대에서
점점 커져서 아기의 몸이 되어 간단다."

"그래서 몸이 어른에 가까워져서 생리가 시작될 정도가 되면 섹스한 후에 아기가 생길 수도 있다는 말이야."

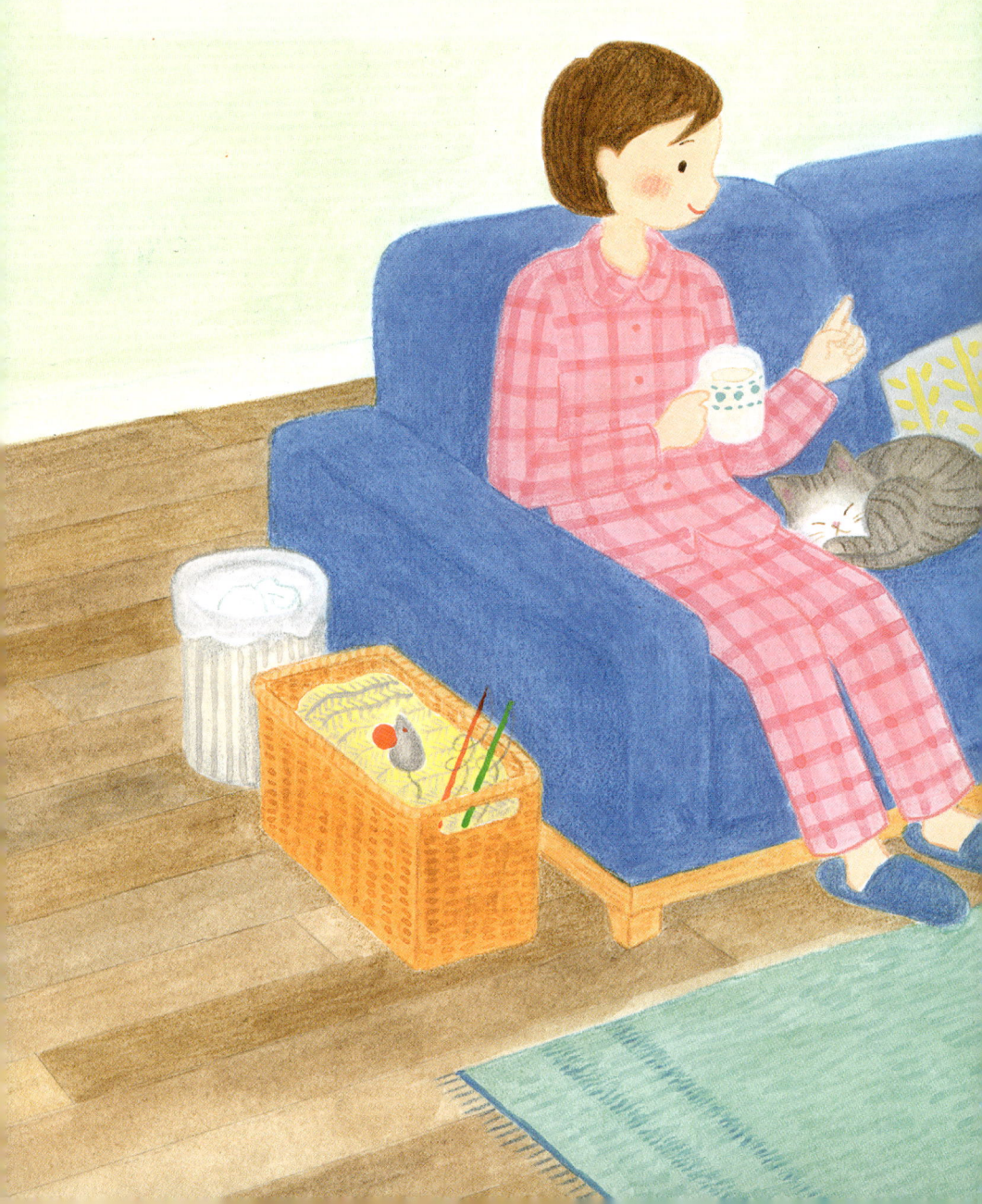

"초등학생이라도 아기가 생길 수 있어?"
"그래, 초등학생도 생리를 하면 가능해. 하지만 몸이 아직 어른처럼 아기를 가질 준비가 안 되어 있어."
"초등학생인데 아기가 생기면 큰일이겠네."
"그렇지."

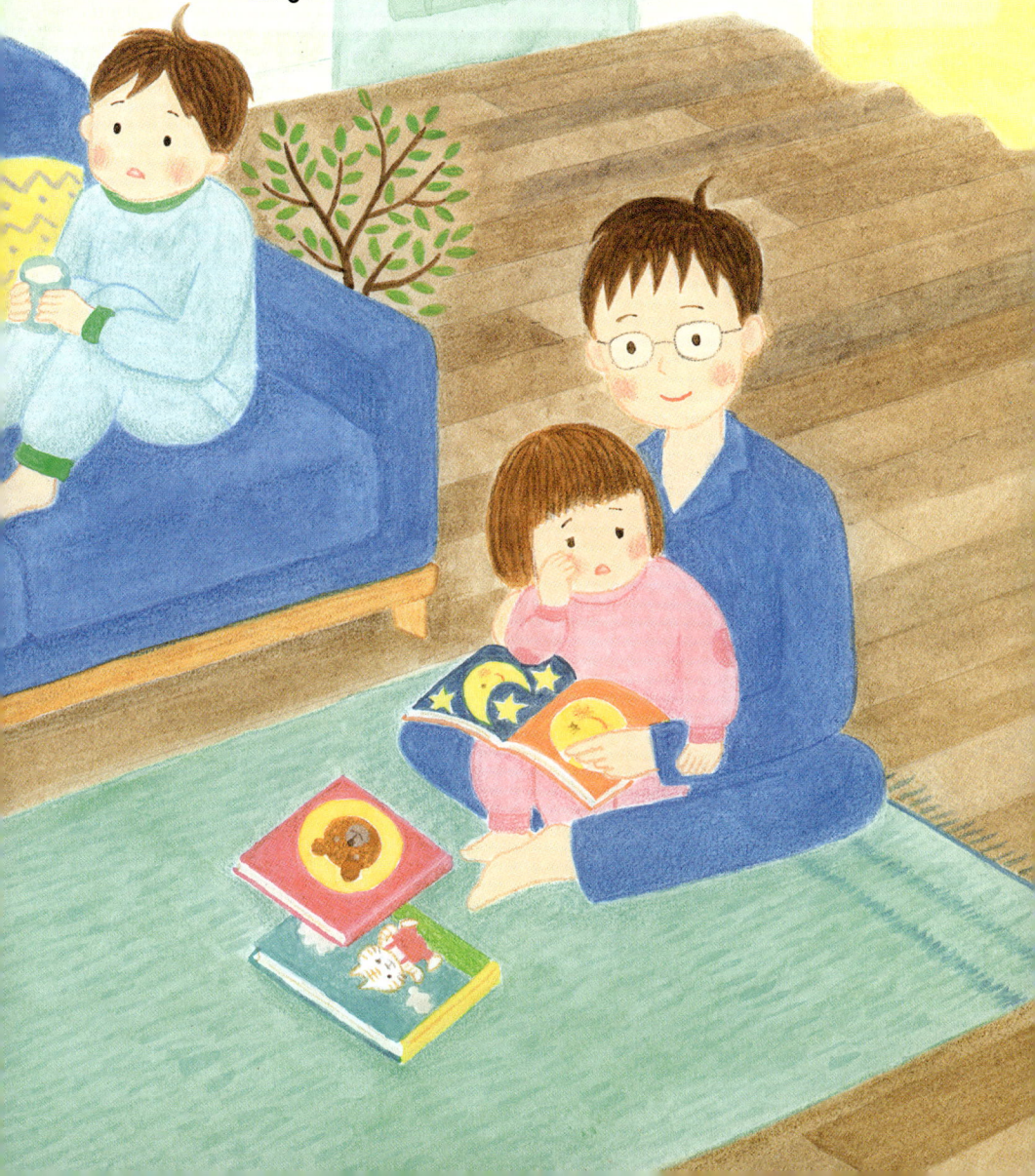

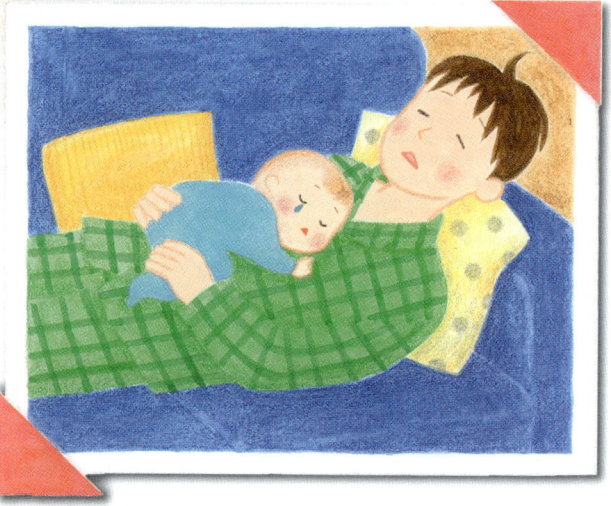

울던 다로를 어르고
달래다 소파에서
잠든 아빠

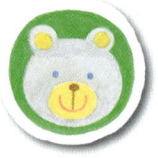

엄마가 안 보는
사이에 티슈를
몽땅 뽑았다.
장난꾸러기…

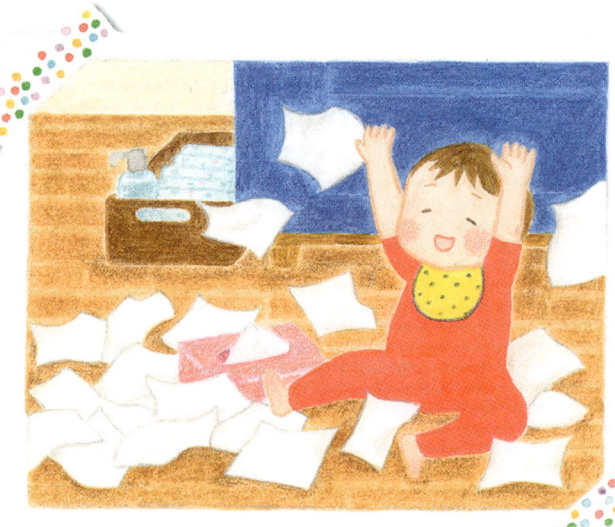

아이를 키운다는 건 당연히 행복한 일이지만
힘든 일도 잔뜩 있어.

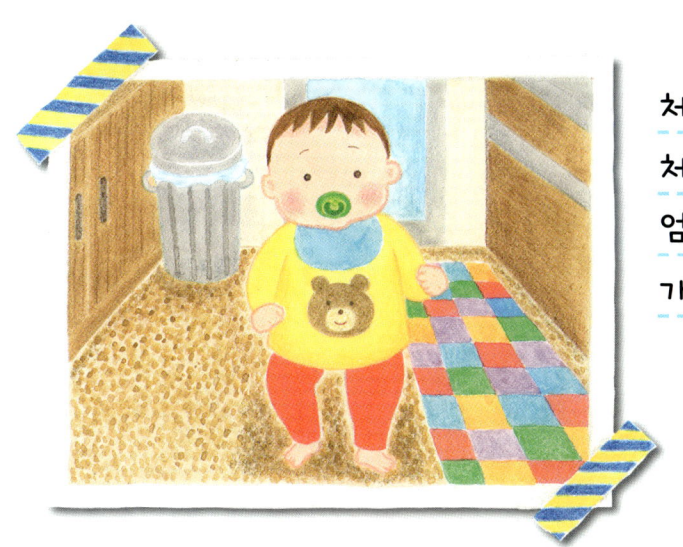

처음으로 걸은 날.
처음 걸은 장소는 주방.
엄마가 있는 주방을
가장 좋아한다.

유치원 입학식.
엄마와 떨어지기 싫어서
계속 울었다.
친구가 많이 생기면
좋겠구나.

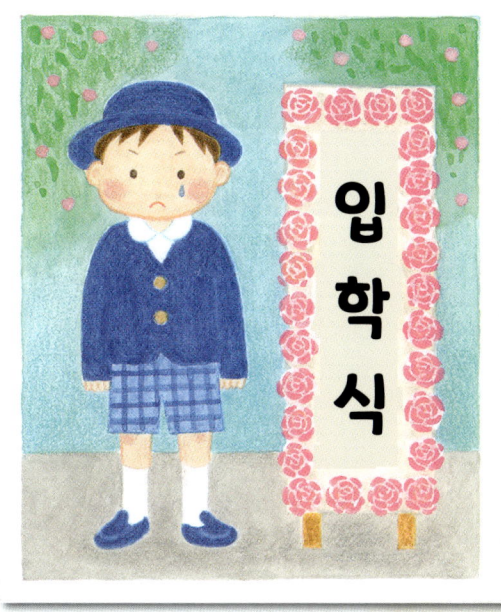

엄마는 너희들이 부모가 되고 싶다고 생각했을 때
아기가 와 주면 좋을 것 같아.

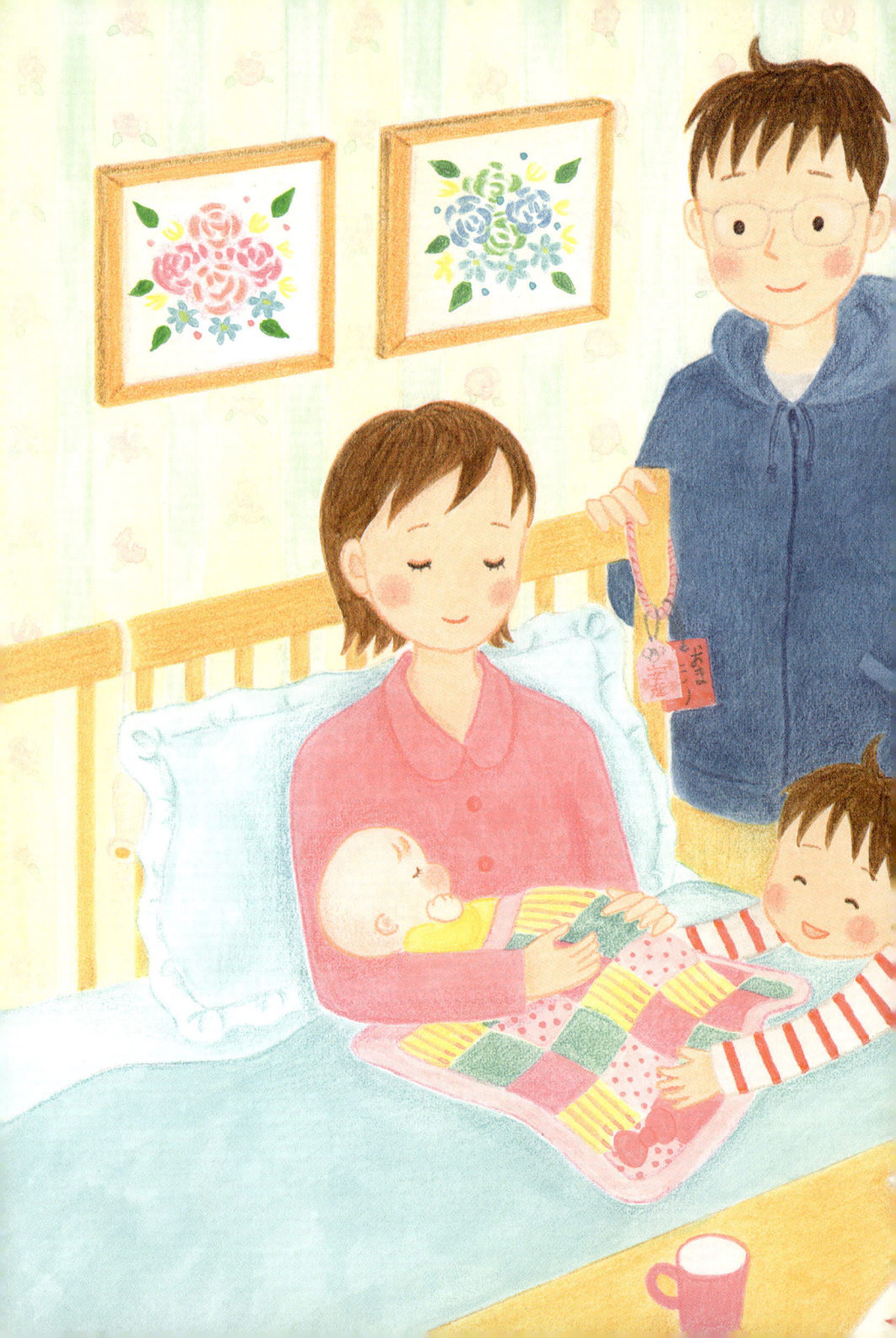

"그와 반대로 아기를 원해도 안 생기거나
뱃속에서 잘 자라지 못할 때도 있어.
그래서 다로와 하나가 이렇게 태어나준 건
정말 멋지고 소중한 운명이야.
둘이 태어나줘서 모두가 엄청 기뻐했단다!"

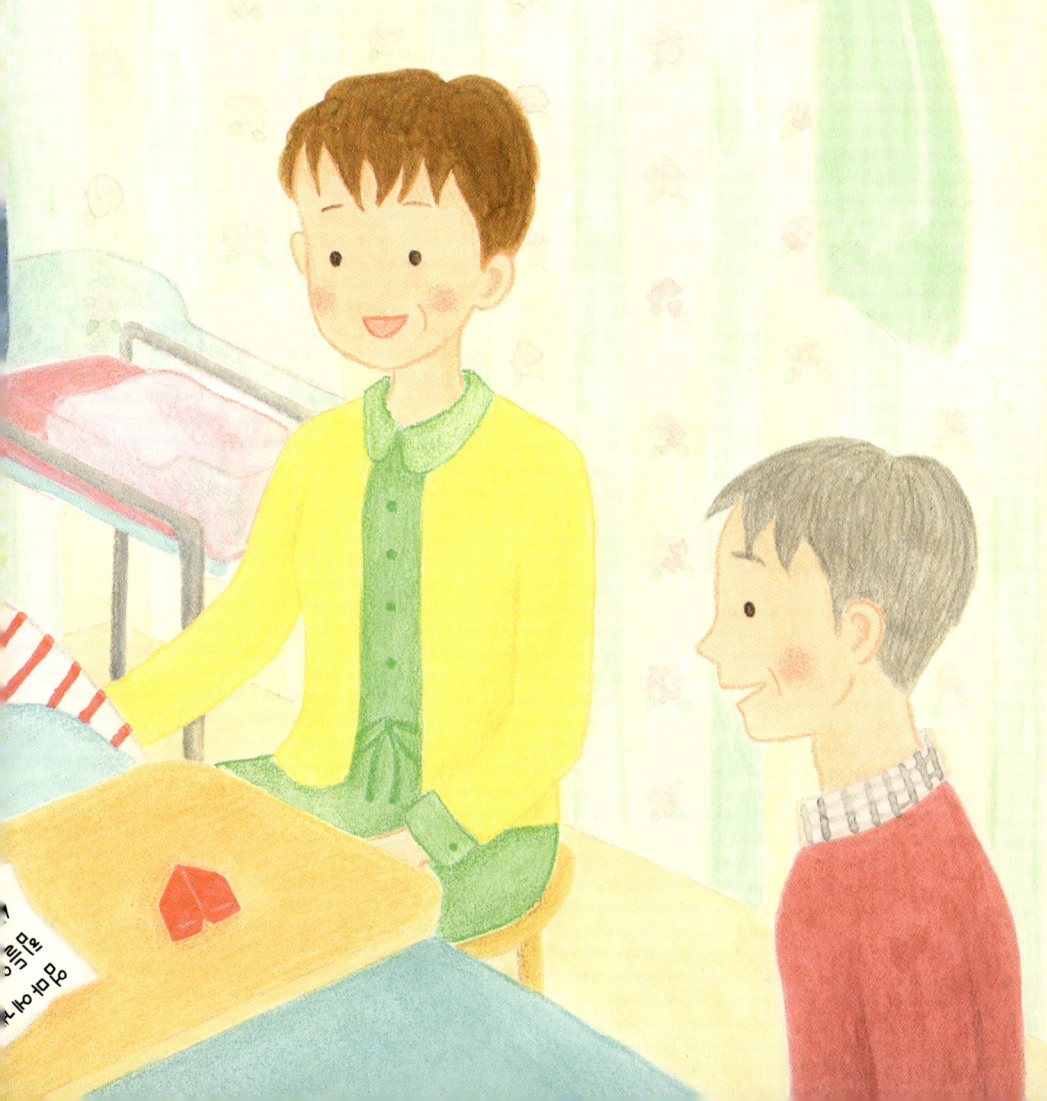

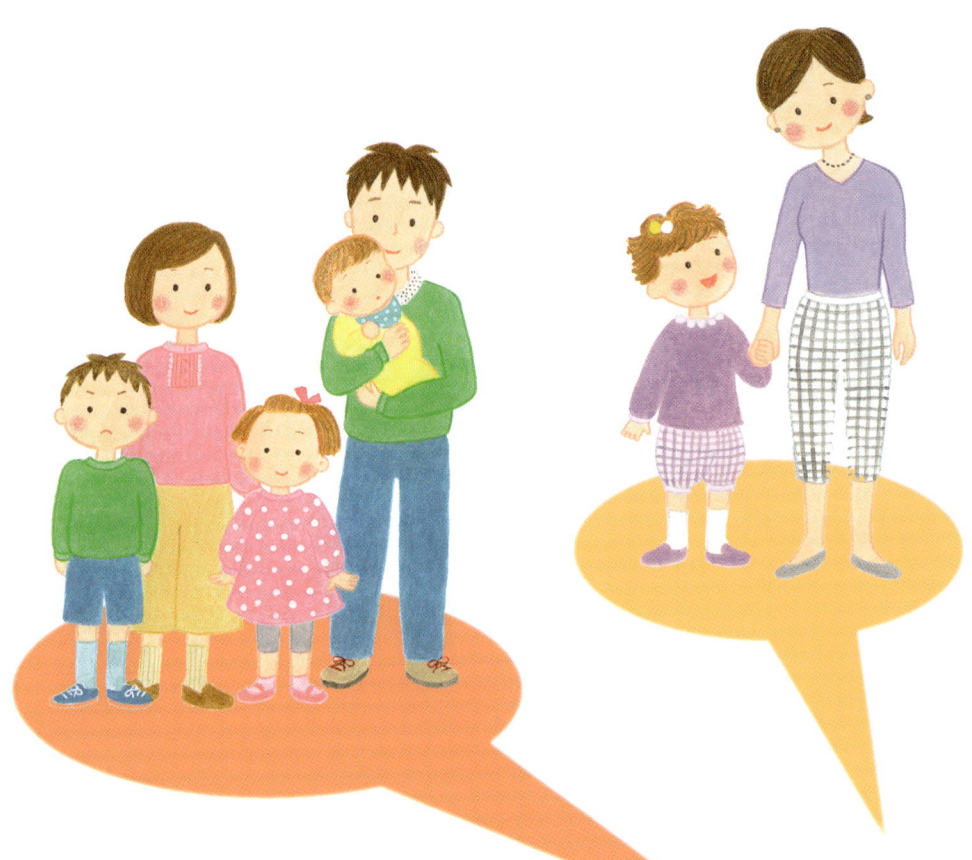

"또 하나 중요한 이야기가 있어.
생리를 한다고 해서 나중에 반드시
아기를 낳아야만 하는 건 아니야."

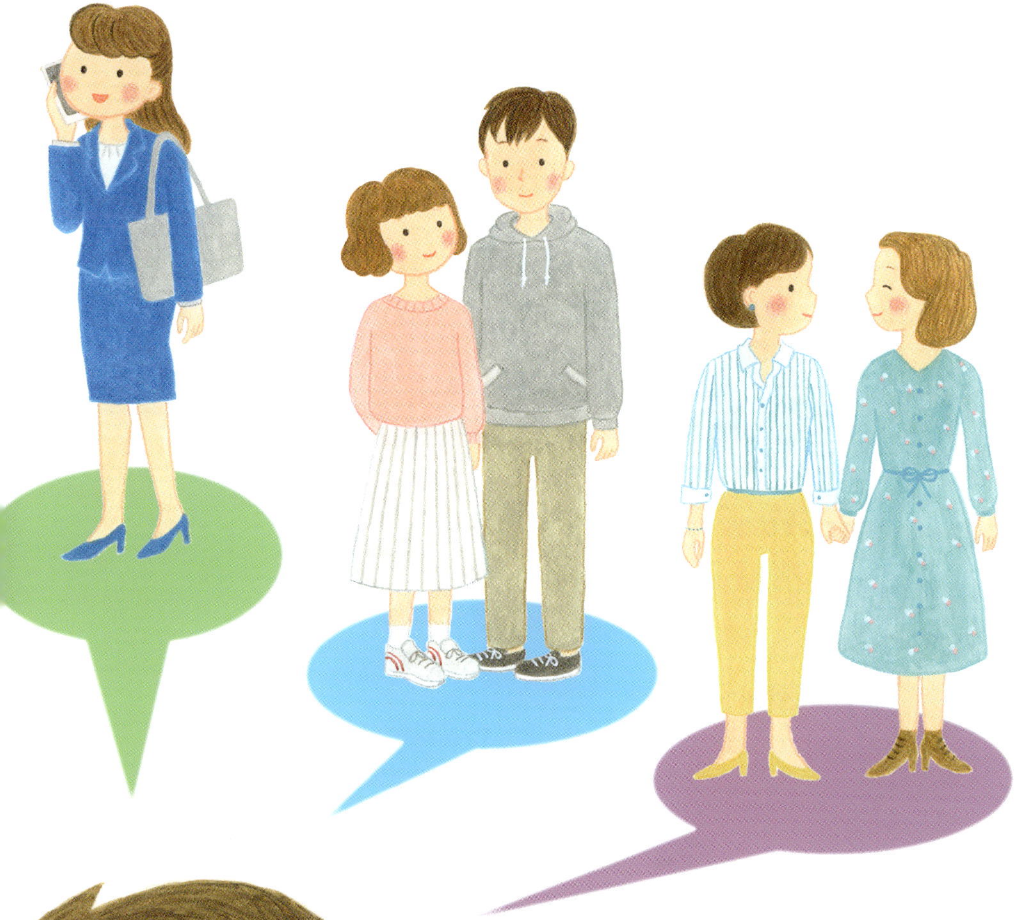

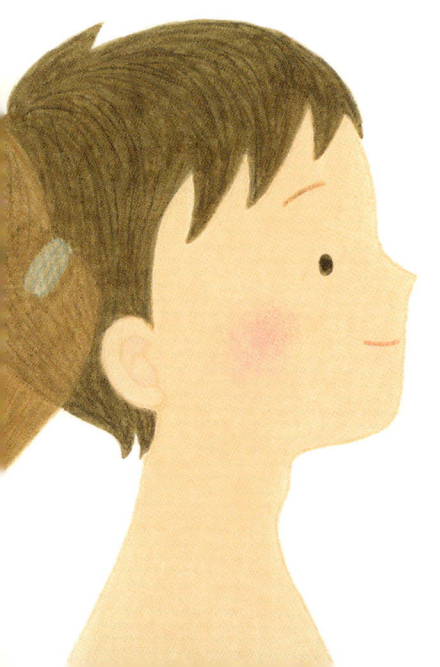

"일과 건강, 아이를 키우느냐
마느냐 하는 일도 자유롭게
결정할 권리가 있어.
다양한 삶이 있다는 사실을
알아두길 바라."

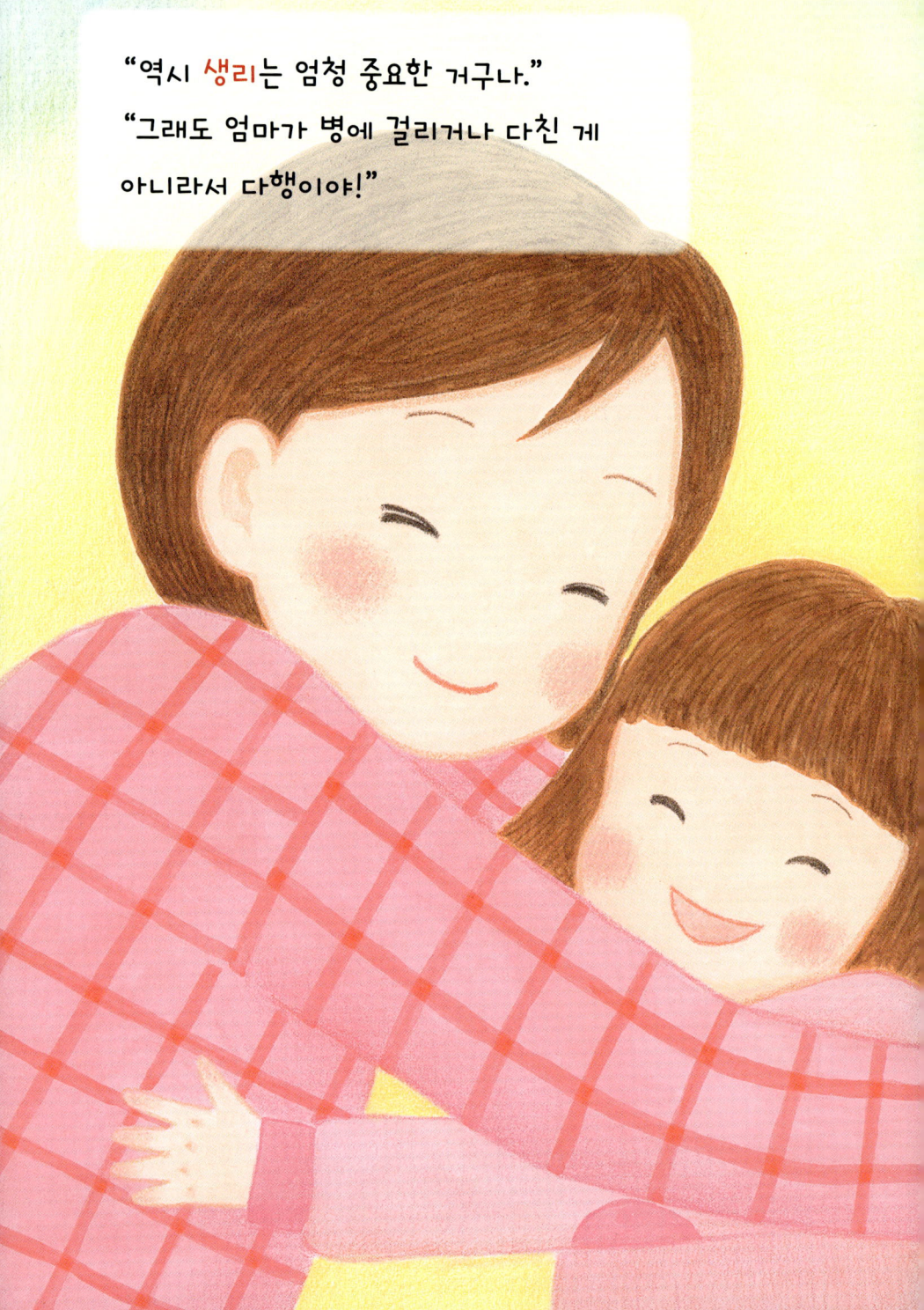

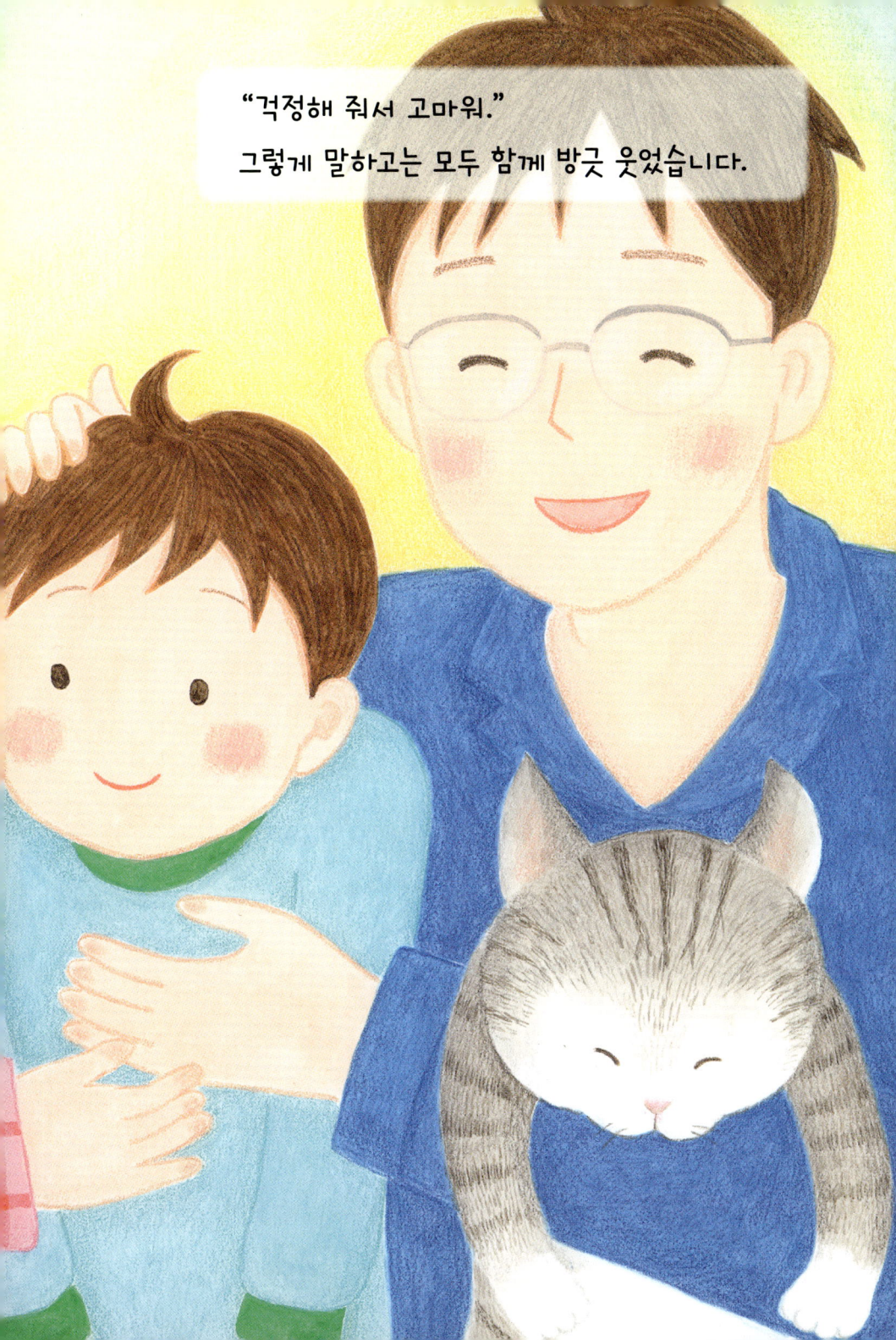
"걱정해 줘서 고마워."
그렇게 말하고는 모두 함께 방긋 웃었습니다.

GEKKEI NO HANASHI INOCHI NO HANASHI by Mana Oishi Illustrated by Azusa Fukai
Copyright © Mana Oishi, 2021 All rights reserved.
Original Japanese edition published by MIRAI PUBLISHING
Korean translation copyright © 2022 by Saenggakuijip
This Korean edition published by arrangement with MIRAI PUBLISHING, Tokyo,
through HonnoKizuna, Inc., Tokyo, and BC Agency

이 책의 한국어 판 저작권은 BC에이전시를 통해
저작권자와 독점계약을 맺은 생각의집에 있습니다. 저작권법에 의해
한국 내에서 보호를 받는 저작물이므로 무단전재와 복제를 금합니다.

생리와 생명에 관한 이야기

초판 1쇄 발행 2022년 6월 30일
글 ★ 오이시 마나
그림 ★ 후카이 아즈사
옮긴이 ★ 김한나
펴낸이 ★ 권영주
펴낸곳 ★ 생각의집
디자인 ★ design mari
출판등록번호 ★ 제 396-2012-000215호
주소 ★ 경기도 고양시 중앙로 1455
전화 ★ 070·7524·6122
팩스 ★ 0505·330·6133
이메일 ★ jip2013@naver.com
ISBN ★ 979-11-85653-89-1 (73510)

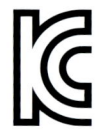

품명 어린이 도서	제조년월 2022년 6월
사용연령 4세 이상	제조자명 생각의집
제조국 대한민국	연락처 070-7524-6122
주소 경기도 고양시 일산서구 중앙로 1455	
주의사항 종이에 베이거나 긁히지 않도록 주의하세요.	
KC마크는 이 제품이 공통안전기준에 적합하였음을 뜻합니다.	

【참고문헌】

◎ 《아, 그렇구나! 성과 생활 - 유아, 초등학생 그리고 어른들에게(あっ!そうなんだ! 性と生 — 幼児・小学生そしておとなへ)》(에이델연구소(エイデル研究所), 2014년) - 편저 : 아사히 하루오(浅井春夫), 아다치 와카코(安達倭雅子), 기타야마 히토미(北山ひと美), 나카노 히사에(中野久恵), 호시노 메구미(星野 恵) / 그림 : 가쓰베 마키코(勝部真規子)

◎ 《고추 그림책(おちんちんのえほん)》(포플러사(ポプラ社), 2000년) - 글 : 야마모토 나오히데(やまもと なおひで) / 그림 : 사토 마키코(さとう まきこ)

◎ 《좋은 터치 나쁜 터치(いいタッチわるいタッチ)》(훗칸닷컴(復刊ドットコム), 2016년) - 글, 그림 : 안도 유키(安藤由紀)

◎ 《나의 이야기(ぼくのはなし)》(도신샤(童心社), 1992년) - 글, 그림 : 와카야마 시즈코(和歌山静子) / 감수 : 야마모토 나오히데(山本直英)

◎ 《나의 이야기(わたしのはなし)》(도신샤(童心社), 1992년) - 글, 그림 : 야마모토 나오히데(山本直英), 와카야마 시즈코(和歌山静子)

◎ 《엄마를 위한 성과 생명에 관한 육아 독본(お母さんのための性といのちの子育読本)》(생명의말씀사 포레스트북스(いのちのことば社フォレストブックス), 2011년) - 저자 : 나가하라 이쿠코(永原郁子)

◎ 《마이 레드 다이어리(13歳までに伝えたい女の子の心と体のこと)》(かんき出版, 2010년) - 저자 : 야마가타 테루에(やまがた てるえ) / 역자 : 황선영 / (국내서 : 이아소, 2012년)

◎ 《0세부터 시작되는 네덜란드의 성교육(0歳からはじまるオランダの性教育)》(일본평론사(日本評論社), 2018년) - 저자 : 리히터 나오코(リヒテルズ直子)

◎ 《교과서로 보는 세계의 성교육(教科書にみる世界の性教育)》(가모가와출판(かもがわ出版), 2018년) - 편저자 : 하시모토 노리코(橋本紀子), 이케야 히사오(池谷壽夫), 다시로 미에코(田代美江子)

◎ 《성교육 상식사전(イラスト版 10歳からの性教育)》(합동출판(合同出版), 2008년) - 편집 : 다카야나기 미치코(高柳美知子) / 저자 : '인간과 성'교육연구소('人間と性'教育研究所) / 그림 : 남동윤 / 역자: 김정화 / 감수 : 배정원 / (국내서 : 길벗스쿨, 2015년)

◎ 《틴즈 바디북 신장 개정판(ティーンズ・ボディーブック 新装改訂版)》(중앙공론신사(中央公論新社), 2013년) - 저 : 기타무라 구니오(北村邦夫) / 일러스트 : 이토 리사(伊藤理佐)

◎ 《집에서 성교육 시작합니다(おうち性教育はじめます)》(KADOKAWA, 2020년) - 저자 : 후쿠치 마미(フクチ マミ), 무라세 유키히로(村瀬幸浩) / 역자 : 왕언경 / (국내서 : 이아소, 2021년)

◎ 《국제 성교육 가이드[개정판](国際セクシュアリティ教育ガイダンス【改訂版】)》(아카시쇼텐(明石書店), 2020년) - 편집 : 유네스코 / 역자 : 아사이 하루오(浅井春夫), 우시토라 가오리(艮 香織), 타시로 미에코(田代美江子), 후쿠다 가즈코(福田和子), 와타나베 다이스케(渡辺大輔)

글 _ 오이시 마나(大石真那)

일본 효고 현 거주. 효고현립나가타고등학교, 고베대학교 의학부 보건학과를 졸업한 후 2004년에 보건사로 효코현청에 근무를 시작했다. 2017년 넷째 아이 출산을 계기로 성교육의 중요성을 깨닫고 주로 영유아 보호자를 위한 성교육 강좌를 시작했다. 현재는 프리 성교육 강사로 활동하고 있다. 3남 1녀의 엄마. Ameba 블로그 '네 아이의 엄마 보건사 마나의 블로그'(http:ameblo.jp/skksmama)

그림 _ 후카이 아즈사(深井あずさ)

일본 도쿄도 거주. 일러스트레이터로 유아의 조형 지도와 양모 펠트 작가 mocco로 활동하고 있다.

번역 _ 김 한 나

대학에서 일문학을 전공했다. 어릴 적부터 책을 접할 기회가 많아 자연스레 언어에 관심을 갖게 되었다. 소통인(人)공감 에이전시에서 번역가로서 활동하고 있다. 역서로 〈여름을 위한 코바늘 손뜨개〉, 〈식물 자수 도감〉, 〈개와 고양이〉, 〈패브릭안으로 만드는 37가지 가방〉, 〈개성만점 동물 똥 퀴즈〉, 〈처음 시작하는 라탄 공예〉, 〈에코안다리아로 만드는 모자와 가방〉, 〈오십부터는 우아하게 살아야한다〉, 〈불안해서 잠이 오지 않아〉, 〈만화배경그리기〉, 〈왕자님을 만날래요 신데렐라는 뻔뻔하게 말했다〉, 〈화내서 될 일이 아닙니다.〉, 〈소심한 심리학〉 등이 있다.